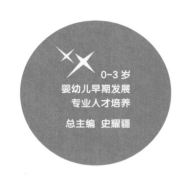

0-3岁
婴幼儿早期发展
专业人才培养

总主编 史耀疆

0—3岁婴幼儿
保育指导手册

关宏岩　杜　康◎主编

谢　丹　刘爱华　李荣萍　乔　娜◎副主编

U0397170

华东师范大学出版社

·上海·

图书在版编目(CIP)数据

0—3岁婴幼儿保育指导手册/关宏岩,杜康主编.—上海:华东师范大学出版社,2021
(0—3岁婴幼儿早期发展专业人才培养)
ISBN 978-7-5760-1931-5

Ⅰ.①0… Ⅱ.①关… ②杜… Ⅲ.①婴幼儿-哺育-手册 Ⅳ.①R174-62

中国版本图书馆 CIP 数据核字(2021)第 217589 号

“0—3岁婴幼儿早期发展专业人才培养”丛书

0—3 岁婴幼儿保育指导手册

主　　编　关宏岩　杜　康
项目编辑　蒋　将
特约审读　陈晓红
责任校对　樊　慧　时东明
版式设计　冯逸珺
封面设计　卢晓红

出版发行　华东师范大学出版社
社　　址　上海市中山北路 3663 号　邮编 200062
网　　址　www.ecnupress.com.cn
电　　话　021-60821666　行政传真 021-62572105
客服电话　021-62865537　门市(邮购)电话 021-62869887
地　　址　上海市中山北路 3663 号华东师范大学校内先锋路口
网　　店　http://hdsdcbs.tmall.com

印 刷 者　上海盛隆印务有限公司
开　　本　787×1092　16 开
印　　张　12.25
字　　数　248 千字
版　　次　2022 年 3 月第 1 版
印　　次　2022 年 3 月第 1 次
书　　号　ISBN 978-7-5760-1931-5
定　　价　49.00 元

出 版 人　王　焰

(如发现本版图书有印订质量问题,请寄回本社客服中心调换或电话 021-62865537 联系)

编　委　会

目　录

总　序

　　2014 年 3 月，本着立足陕西、辐射西北、影响全国的宗旨，形成应用实验经济学方法探索和解决农村教育均衡发展等问题的研究特色，致力于推动政策模拟实验研究向政府和社会行动转化，从而促成教育均衡的发展目标，陕西师范大学教育实验经济研究所（Center for Experimental Economics in Education at Shanxi Normal University，简称 CEEE）正式成立。CEEE 前身是西北大学西北社会经济发展研究中心（Northwest Socioeconomic Development Research Center，简称 NSDRC），成立于 2004 年 12 月。CEEE 也是教育部、国家外国专家局"高等学校学科创新引智计划——111 计划"立项的"西部贫困地区农村人力资本培育智库建设创新引智基地"、北京师范大学中国基础教育质量监测协同创新中心的合作平台。自成立以来，CEEE 瞄准国际学术前沿和国家重大战略需求，面向社会和政府的需要，注重对具体的、与社会经济发展和人民生活密切相关的实际问题进行研究，并提出相应的解决方案。

　　过去 16 年，NSDRC 和 CEEE 的行动研究项目主要涵盖五大主题："婴幼儿早期发展""营养、健康与教育""信息技术与人力资本""教师与教学"和"农村公共卫生与健康"。围绕这五大主题，CEEE 开展了累计 60 多项随机干预实验项目。这些随机干预实验项目旨在探索并验证学术界的远见卓识，找到改善农村儿童健康及教育状况的有效解决方案，并将这些经过验证的方案付诸实践、推动政策倡导，切实运用于解决农村儿童面临的健康和教育挑战。具体来看，"婴幼儿早期发展"项目旨在通过开创性的研究探索能让婴幼儿终生受益的"0—3 岁儿童早期发展干预方案"；"营养、健康与教育"项目旨在解决最根本阻碍农村学生学习和健康成长的问题：贫血、近视和寄生虫感染等；"信息技术与人力资本"项目旨在将现代信息技术引入农村教学、缩小城乡数字化鸿沟；"教师与教学"项目旨在融合教育学和经济学领域的前沿研究方法，改善农村地区教师的教学行为、提高农村较偏远地区学校教师的教学质量；"农村公共卫生与健康"项目旨在采用国际前沿的"标准化病人法"测量农村基层医疗服务质量，同时结合新兴技术探索提升基层医疗服务质量的有效途径。

　　从始至今，CEEE 开展的每个项目在设计以及实施中都考虑项目的有效性，使用成熟和前沿的科学影响评估方法，严谨科学地评估每一个项目是否有效、为何有效以及如何改进。

在通过科学的研究方法了解了哪些项目起作用、哪些项目作用甚微后,我们会与政策制定者分享这些结果,再由其推广已验证有效的行动方案。至今,团队已发表论文 230 余篇,累计 120 余篇英文论文被 SCI/SSCI 期刊收录,80 余篇中文论文被 CSSCI 期刊收录;承担了国家自然科学基金重点项目 2 项,省部级和横向课题 50 多项;向国家层面和省级政府决策层提交了 29 份政策简报并得到采用。除此之外,CEEE 的科学研究还与公益相结合,十几年来在上述五大研究领域开展的项目累计使数以万计的儿童受益:迄今为止,共为农村儿童发放了 100 万粒维生素片,通过随机干预实验形成的政策报告推动了 3300 万名学生营养的改善;为农村学生提供了 1700 万元的助学金;在 800 所学校开展了计算机辅助学习项目;为 6000 户农村家庭提供婴幼儿养育指导;为农村学生发放了 15 万副免费眼镜;通过远程方式培训村医 600 人;对数千名高校学生和项目实施者进行了行动研究和影响评估的专业训练……CEEE 一直并将继续坚定地走在推动农村儿童健康和教育改善的道路上。

在长期的一线实践和研究过程中,我们认识到要提高农村地区的人力资本质量需从根源着手或是通过有效方式,为此,我们持续在"婴幼儿早期发展"领域进行探索研究。国际上大量研究表明,通过对贫困家庭提供婴幼儿早期发展服务,不仅在短期内能显著改善儿童的身体健康状况,促进其能力成长和学业表现,而且从长期来看还可以提高其受教育程度和工作后的收入水平。但是已有数据显示,中低收入国家约有 2.49 亿 5 岁以下儿童面临着发展不良的风险,中国农村儿童的早期发展情况也不容乐观。国内学者的实证调查研究发现,偏远农村地区的婴幼儿早期发展情况尤为严峻,值得关注。我国政府也已充分意识到婴幼儿早期发展问题的迫切性和重要性,接连出台了《国家中长期教育改革和发展规划纲要(2010—2020 年)》《国家贫困地区儿童发展规划(2014—2020 年)》《国务院办公厅关于促进 3 岁以下婴幼儿照护服务发展的指导意见》(2019 年 5 月)、《支持社会力量发展普惠托育服务专项行动实施方案(试行)》(2019 年 10 月)和《关于促进养老托育服务健康发展的意见》(2020 年 12 月)。然而,尽管政府在推进婴幼儿早期发展服务上作了诸多努力,国内婴幼儿早期发展相关的研究者和公益组织在推动婴幼儿早期发展上也作了不容忽视的贡献,但是总体来看,我国的婴幼儿早期发展仍然存在五个缺口,特别是农村地区:第一,缺认识,即政策制定者、实施者、行动者和民众缺乏对我国婴幼儿早期发展问题及其对个人、家庭、社会和国家长期影响的认识;第二,缺人才,即整个社会缺少相应的从业标准,没有相应的培养体系和认证体系,也缺少教师/培训者的储备以及扎根农村从业者的人员储备;第三,缺证据,即缺少对我国婴幼儿早期发展的问题和根源的准确理解,缺少回应我国婴幼儿早期发展问题的政策/项目有效性和成本收益核算的影响评估;第四,缺方法,即缺少针对我国农村婴幼儿早期发展面临的问题和究其根源的解决方案,以及基于作用机制识别总结出的、被验证的、宜推广的操作步骤;第五,缺产业,即缺少能够系统、稳定输出扎根农村的婴幼儿早期发展服务人才的职业院校或培训机构,以及可操作、可复制、可持续发展的职业院校/培训机构模板。

自国家政策支持社会力量发展普惠托育服务以来,已经有多方社会力量积极进入到了该行业。国家托育机构备案信息系统自 2020 年 1 月 8 号上线以来,截至 2021 年 2 月 1 日,全国规范化登记托育机构共 13477 家。但是很多早教机构师资都是由自身培训系统产出,不仅培训质量难以保证,而且市场力量的介入加重了家长的焦虑(经济条件不好的家庭可能无法接触到这些早期教育资源,经济条件尚可的家庭有接受更高质量的早教资源的需求),这都使得儿童早期发展的前景堪忧。此外,市面上很多早教资源来源于国外(显得"高大上",家长愿意买单),但这并非本土适配的资源,是否适用于中国儿童有待商榷。最后,虽然一些高校研究机构及各类社会力量都已提供了部分儿童早期发展服务人员,但不管从数量上,还是从质量(科学性、实用性)上,现阶段的人才供给都还远不能满足社会对儿童早期发展人才的需求。

事实上,由于自大学本科及研究生等更高教育系统产出的婴幼儿早期发展专业人才很难扎根农村为婴幼儿及家长提供儿童早期发展服务,因此,从可行性和可落地性的角度考虑,开发适用于中职及以上受教育程度的婴幼儿早期发展服务人才培养的课程体系和内容成为我们新的努力方向。2014 年 7 月起,CEEE 已经开始探索儿童早期发展课程开发并且培养能够指导农村地区照养人科学养育婴幼儿的养育师队伍。项目团队率先组织了 30 多位教育学、心理学和认知科学等领域的专家,结合牙买加在儿童早期发展领域进行干预的成功经验,参考联合国儿童基金会 0—6 岁儿童发展里程碑,开发了一套适合我国农村儿童发展需要、符合各月龄段儿童心理发展特点和规律、以及包括所研发的 240 个通俗易懂的亲子活动和配套玩具材料的《养育未来:婴幼儿早期发展活动指南》。在儿童亲子活动指导课程开发完成并成功获得中美两国版权认证后,项目组于 2014 年 11 月在秦巴山区四县开始了项目试点活动,抽调部分计生专干将其培训成养育师,然后由养育师结合项目组开发的亲子活动指导课程及玩教具材料实施入户养育指导。评估结果发现,该项目不仅对婴幼儿监护人养育行为产生了积极影响,而且改善了家长的养育行为,对婴幼儿的语言、认知、运动和社会情感方面也有很大的促进作用:与没有接受干预的婴幼儿相比(即随机干预实验中的"反事实对照组"),接受养育师指导的家庭婴幼儿认知得分提高了 12 分。该套教材于 2017 年被国家卫生健康委干部培训中心指定为"养育未来"项目指定教材,且于 2019 年被中国家庭教育学会推荐为"百部家庭教育指导读物"。2020 年 CEEE 将其捐赠予国家卫生健康委人口家庭司,以推进未来中国 3 岁以下婴幼儿照护服务方案的落地使用。此外,考虑到如何覆盖更广的人群,我们先后进行了"养育中心模式"服务和"全县覆盖模式"服务的探索。评估发现有效后,这些服务模式也获得了广泛的社会关注和认可。其中,由浙江省湖畔魔豆公益基金会资助在宁陕县实现全县覆盖的"养育未来"项目成功获选 2020 年世界教育创新峰会

（World Innovation Summit for Education，简称 WISE）项目奖，成为全球第二个、中国唯一的婴幼儿早期发展获奖项目。

自 2018 年起，CEEE 为持续助力培养 0—3 岁婴幼儿照护领域的一线专业人才，联合多方力量成立了"婴幼儿早期发展专业人才（养育师）培养系列教材"编委会，以婴幼儿早期发展引导员的工作职能要求为依据，同时结合国内外儿童早期发展服务专业人才培养的课程，搭建起一套涵盖"婴幼儿心理发展、营养与喂养、保育、安全照护、意外伤害紧急处理、亲子互动、早期阅读"等方面的课程培养体系，并在此基础上开发这样一套专业科学、经过"本土化"适配、兼顾理论与实操、适合中等受教育程度及以上人群使用的系列课程和短期培训课程，用于我国 0—3 岁婴幼儿照护服务人员的培养。该系列课程共 10 门教材：《0—3 岁婴幼儿心理发展基础知识》与《0—3 岁婴幼儿心理发展观察与评估》侧重呈现婴幼儿心理发展基础知识与理论以及对婴幼儿心理发展状况的日常观察、评估及相关养育指导建议等，建议作为该系列课程的基础内容首先进行学习和掌握；《0—3 岁婴幼儿营养与喂养》与《0—3 岁婴幼儿营养状况评估及喂养实操指导》侧重呈现婴幼儿营养与喂养的基础知识及身体发育状况的评估、喂养实操指导等，建议作为系列课程第二阶段学习和掌握的重点内容；《0—3 岁婴幼儿保育》、《0—3 岁婴幼儿保育指导手册》与《婴幼儿安全照护与伤害的预防和紧急处理》侧重保育基础知识的全面介绍及配套的练习操作指导，建议作为理解该系列课程中婴幼儿心理发展类、营养喂养类课程之后进行重点学习和掌握的内容；此外，考虑到亲子互动、早期阅读和家庭指导的重要性，本系列课程独立成册 3 门教材，分别为《养育未来：婴幼儿早期发展活动指南》、《0—3 岁婴幼儿早期阅读理论与实践》、《千天照护：孕婴营养与健康指导手册》，可在系列课程学习过程当中根据需要灵活穿插安排其中即可。这套教材不仅适合中高职 0—3 岁婴幼儿早期教育专业授课使用，也适合托育从业人员岗前培训、岗位技能提升培训、转岗转业培训使用。此外，该系列教材还适合家长作为育儿的参考读物。

经过三年多的努力，系列教材终于成稿面世，内心百感交集。此系列教材的问世可谓恰逢其时，躬逢其盛。我们诚心寄望其能为贯彻党的十九大报告精神和国家"幼有所育"的重大战略部署，指导家庭提高 3 岁以下婴幼儿照护能力，促进托育照护服务健康发展，构建适应我国国情的、本土化的 0—3 岁婴幼儿照护人才培养体系，提高人才要素供给能力，实现我国由人力资源大国向人力资源强国的转变贡献一份微薄力量！

史耀疆

陕西师范大学

教育实验经济研究所所长

2021 年 9 月

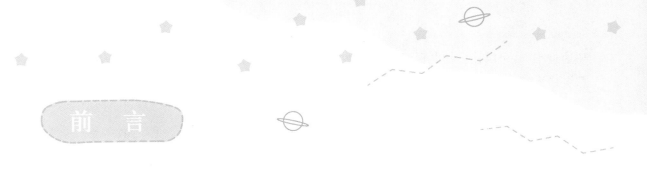

前　言

　　0—3 岁婴幼儿保育作为婴幼儿早期发展工作的重要内容之一,我国政府高度重视。2019 年 4 月,《国务院办公厅关于促进 3 岁以下婴幼儿照护服务发展的指导意见》(国办发〔2019〕15 号)将加强对家庭的婴幼儿早期发展指导,为家长及婴幼儿照护者提供婴幼儿早期发展指导服务,增强家庭的科学育儿能力作为重点内容。

　　为提高婴幼儿照养人(包括家长,养育师、月嫂、育婴师等婴幼儿照护服务人员)的科学育儿能力,陕西师范大学教育实验经济研究所(CEEE)史耀疆教授率领开展了系列教材的编制工作。针对当前婴幼儿保育方面的实操性教材严重缺乏的现状,专门设置了《0—3 岁婴幼儿保育指导手册》,作为该系列教材《0—3 岁婴幼儿保育》的配套实习教材,帮助未来的婴幼儿发展引导员(养育师)了解保育的重要性,并熟练掌握日常照料过程中的保育操作要点,从而可以更好地指导婴幼儿家长及其他主要照养人。

　　结合婴幼儿保育和日常照料的主要内容,本书分为六章系统介绍了每项保育实践的实操步骤、要点和注意事项,具体内容包括:

　　第一章:0—3 岁婴幼儿居室环境及物品的日常清洁与消毒,主要介绍环境和各类家具、玩具、餐具、衣物和床上用品的清洁消毒,还包括尿布和便器的清洁消毒等。

　　第二章:0—3 岁婴幼儿盥洗照料,主要介绍眼、耳鼻喉、口腔、面部、手部及全身的日常清洁,还包括衣物穿脱和婴儿抱姿等。

　　第三章:0—3 岁婴幼儿睡眠、排便及如厕照料,包括睡眠安抚、更换尿布/纸尿裤、便后清洁等。

　　第四章:0—3 岁婴幼儿运动促进,包括婴儿抚触和婴儿操。

　　第五章:0—3 岁婴幼儿常见家庭护理,主要介绍如何安抚哭泣儿童,体温、脉搏和呼吸等日常测量方法,脐部护理和尿布皮炎护理,以及喂药、滴眼药水和鼻腔冲洗等。

　　第六章:托育机构消毒,该章节主要基于托育机构的预防性消毒和特殊消毒。

　　本书的编写凝聚了儿童保健、护理、儿科专家们的智慧和经验,在编写、反复修改和完善的过程中,得到了陕西师范大学李英博士和王晨路助理的大力支持,在此一并感谢。我们希望通过本书,可以让婴幼儿保育相关从业人员熟练掌握保育指导和实操要点,更好地指导和服务广大婴幼儿家庭。

编 者

2020 年 12 月

第一章

0—3岁婴幼儿居室环境及物品的日常清洁与消毒

内容框架

居室环境及物品
的日常清洁与消毒

环境及各类家具的清洁消毒

各类玩具的清洁消毒

奶具和餐具的清洁消毒

衣物、毛巾和床上用品的清洁消毒

尿布/纸尿裤和便器的清洁消毒

第一节　环境及各类家具的清洁消毒

【学习目标】

1. 熟悉给婴幼儿周围环境及各类家具清洁消毒前的各项准备工作。
2. 熟练掌握给婴幼儿周围环境及各类家具清洁消毒的操作步骤。

一、适宜对象

0—3 岁婴幼儿

二、操作准备

（一）物品准备

1. 拖把 1 把
2. 水桶 1 个
3. 抹布 1 块
4. 水盆 1 个
5. 吸尘器 1 台
6. 消毒剂 2 种（含氯消毒片：每片含有效氯 500 mg；15％过氧乙酸消毒液）
7. 电磁炉或燃气炉 1 台
8. 紫外线灯 1 个

（二）环境及个人准备

1. 脱去外套；

2. 若为长发，需将头发束起；

3. 摘去首饰、手表等；

4. 修剪指甲；

5. 洗净双手。

三、操作步骤及要点

（一）开窗通风

在适宜的天气条件下，居室应每天开窗通风 2—3 次，每次 20—30 分钟。

（二）定期室内清洁

1. 室内地面要湿性扫除，用沾水拧干后的拖把拖地，以避免扬尘；

2. 桌椅等家具不能用毛掸清除灰尘，要用清洁的湿抹布，按从上到下、从左到右的顺序擦洗；

3. 用吸尘器吸除墙壁、挂件、吊灯等地方的灰尘。

（三）定期消毒

1. 空气消毒

室内空气消毒可以采用熏蒸消毒和紫外线照射消毒两种方式。

（1）熏蒸消毒

首先，将 15% 过氧乙酸消毒液按需要量（7 mL/m³）放置在耐热、耐腐蚀的容器中。然后，在电磁炉或燃气炉上加热，使药液蒸发汽化，房屋需密闭熏蒸 2 小时，其间室内不应有人。消毒后打开门窗通风 30 分钟，再进入室内。

（2）紫外线照射消毒

遵循紫外线灯生产厂家的使用说明，在室内无人、关闭门窗并保持室内清洁、干燥的状态下，采用悬吊式或移动式紫外线灯直接照射消毒。安装紫外线灯的数量不小于平均 1.5 W/m³（例：20 m³ 的房间紫外线灯瓦数应≥30 W），照射时间 30 分钟以上。消毒后开窗通风，驱散残留臭氧后方可进入室内。

2. 家具消毒

（1）配置适量的含有效氯 250 mg/L 的消毒液

在容器中放入适量的清水；再按有效氯 250 mg/L 的溶液浓度计算出需要的含氯消毒片数量（每片含氯消毒片含有效氯 500 mg），将消毒片放入清水中（例：要配置 2 L 的含有效氯 250 mg/L 消毒液，要在 2 L 清水中加 1 片含氯消毒片）；用搅拌棒搅拌，使消毒片充分溶解。

（2）用消毒液擦拭家具表面

用抹布浸以消毒溶液，依次反复擦拭家具表面，静置 10—30 分钟后再用清水擦洗干净。

四、操作注意事项

1. 如果房间内没有病原体污染，无传染病或可疑传染病的病人（或携带者）来访，一般不需要进行消毒处理，加强通风换气，保持室内空气新鲜即可。

2. 开窗通风时，不要让婴幼儿处在对流风口，以免婴幼儿受凉，可以将婴幼儿抱至其他房间，待通风结束后再抱回。

3. 过氧乙酸不稳定，应贮存于通风阴凉处，远离可燃物质；过氧乙酸稀释液应现用现配，使用时限不超过 24 小时。

4. 接触过氧乙酸时应采取防护措施，如果不慎溅入眼中或滴在皮肤上，应立即用大量清水冲洗。

5. 不应在易燃、易爆的场所使用紫外线消毒。

6. 保持紫外线灯表面的清洁，每周用酒精布擦拭一次，如果发现灯管表面有灰尘、油污等，应及时擦拭。

7. 采用紫外线消毒物体表面时，应使被消毒物品的表面充分暴露于紫外线下，在消毒纸张、织物等粗糙表面时，应适当延长照射时间，且物品的表面均应受到照射。

8. 当温度低于 20℃或高于 40℃，相对湿度大于 60％时，应适当延长紫外线灯的照射时间。

9. 空气中微生物及空气中悬浮粒子较多时，应加大紫外线灯的照射剂量。

10. 应定期监测消毒紫外线灯的辐射强度，当辐照强度低于要求值时，应及时更换消毒紫外线灯。

11. 记录紫外线灯的每次使用时间、累计照射时间，当紫外线灯累计使用时间超过 1 000 小时时，要及时更换灯管。

12. 在对家具进行清洁消毒时，最好拧干抹布上多余的水分，保证抹布不滴水。

第二节　各类玩具的清洁消毒

【学习目标】

1. 熟悉不同材质玩具对应的清洁消毒方式。

2. 熟练掌握不同材质玩具清洁消毒的操作步骤。

一、适宜对象

0—3岁婴幼儿

二、操作准备

（一）物品准备

1. 婴幼儿专用水盆1个

2. 婴幼儿专用洗涤剂1种（婴幼儿专用皂粉、皂液或洗衣液）

3. 消毒剂2种（含氯消毒片：每片含有效氯500 mg；75％医用酒精）

4. 流动水

5. 抹布1块

6. 软毛刷1把

7. 消毒锅1个

8. 盛物篓1个

(二)环境及个人准备

1. 选择合适的地点,一般在有流动水的卫生间内;

2. 脱去外衣;

3. 洗净双手;

4. 若为长发,需将头发束起;

5. 摘去首饰、手表等;

6. 修剪指甲。

三、操作步骤及要点

(一)塑料、橡胶玩具的清洁消毒

1. 清洁

在水盆中加入清水,倒入适量皂粉(或皂液、洗衣液)搅拌均匀,将塑料、橡胶玩具浸泡在肥皂粉液中,用抹布用力擦洗干净,用流动水冲净肥皂粉液。

2. 消毒

(1)配置适量的含有效氯 500 mg/L 的消毒液(1 L 水中放 1 片含氯消毒片)。

(2)将玩具放在含有效氯 500 mg/L 的消毒液中浸泡 30 分钟,用流动水冲洗干净后晾干。

3. 消毒后放置

整齐地收入儿童专用玩具箱内。

(二)木制玩具的清洁消毒

1. 清洁

在水盆中加入清水,倒入适量皂粉(或皂液、洗衣液)搅拌均匀,将木制玩具浸泡其中,用抹布用力擦洗干净,用流动水冲净肥皂粉液。

2. 消毒

(1)方法 1:配置适量的含有效氯 500 mg/L 的消毒液(1 L 水中放 1 片含氯消毒片);将玩具放在含有效氯 500 mg/L 的消毒液中擦洗,用流动水冲洗干净后晾干。

(2)方法 2:将耐热的木制玩具放在消毒锅中开水煮沸 10 分钟,沥干后在阳光下晾干。

3. 消毒后放置

整齐地收入儿童专用玩具箱内。

（三）布制、毛绒及泡沫海绵玩具的清洁消毒

1. 清洁

（1）在水盆中加入清水，倒入适量皂粉搅拌均匀；

（2）用软毛刷蘸着泡沫(不要沾太多的水)将玩具表面刷洗干净；

（3）将刷洗干净的玩具放入盛满清水的水盆中压洗几次，直至盆中的水由浑变清，目的是将布制玩具内的灰尘及洗涤液清除干净，然后放入洗衣机中轻柔脱水。

2. 消毒

（1）方法1：配置适量的含有效氯500 mg/L的消毒液(1 L水中放1片含氯消毒片)，然后将玩具在含有效氯500 mg/L的消毒液中浸泡30分钟，用流动水冲洗干净后晾干；

（2）方法2：将玩具脱水后，用阳光暴晒6小时以上进行消毒。

3. 消毒后放置

整齐地收入儿童专用玩具箱内。

（四）电动电子玩具的清洁消毒

1. 清洁

用拧干水的抹布擦拭玩具表面的灰尘及污渍。

2. 消毒

用75％医用酒精定期将玩具上婴幼儿经常抚摸的部位擦拭2遍，每次擦拭3分钟。

3. 消毒后放置

整齐地收入儿童专用玩具箱内。

（五）图书的清洁消毒

1. 清洁

用拧干水的抹布擦拭书籍表面的灰尘及污渍。

2. 消毒

在阳光下暴晒6小时以上进行消毒，借助太阳紫外线照射灭菌。

3. 消毒后放置

整齐地收入儿童专用书柜内。

四、操作注意事项

1. 用洗涤剂清洗的玩具，要用清水完全冲洗干净，以免洗涤液残留在玩具表面。

2. 婴幼儿玩具要定期进行消毒。塑料、橡胶玩具可以每天清洁消毒一次,木制玩具可以根据情况,每周清洗消毒 1—2 次,布制、毛绒及泡沫海绵玩具不宜经常水洗,可以每周用湿毛巾擦拭表面的灰尘和污垢,喷洒温和安全的消毒液后,自然晾干。

3. 准备擦拭玩具的专用抹布,使用后清洗干净并展开晾干,避免细菌滋生。

第三节　奶具和餐具的清洁消毒

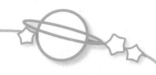

【学习目标】

1. 熟悉给婴幼儿奶具、餐具清洁消毒前的各项准备工作。
2. 熟练掌握给婴幼儿奶具、餐具清洁消毒的操作步骤。

一、适宜对象

0—3 岁婴幼儿

二、操作准备

（一）物品准备

1. 流动水
2. 奶瓶清洗剂 1 瓶
3. 洗洁精 1 瓶
4. 奶瓶刷 1 把
5. 百洁布 1 块
6. 奶具和餐具专用消毒锅 1 个
7. 燃气灶或电磁炉 1 台
8. 计时器 1 个
9. 长柄钳 1 把

10. 消毒盛器 1 个

11. 消毒纱布 2 块

（二）环境及个人准备

1. 选择合适地点，一般在厨房内；

2. 脱去外套；

3. 若为长发，需将头发束起；

4. 摘去首饰、手表等；

5. 修剪指甲；

6. 洗净双手。

三、操作步骤及要点

（一）奶具的清洁消毒

1. 清洁

（1）将奶瓶中剩余的奶倒掉（图 1 - 3 - 1）；

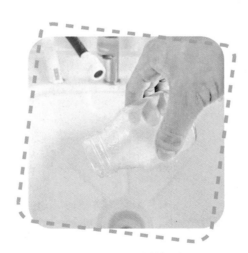

图 1 - 3 - 1　倒掉剩奶

（2）把奶瓶全部拆开，分为瓶身、奶嘴、奶帽三部分（图1-3-2）；

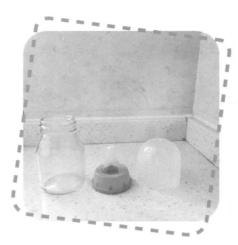

图1-3-2　把奶瓶全部拆开

（3）用流动的自来水冲洗，确保瓶身、奶嘴、奶帽上都没有残奶（图1-3-3）；

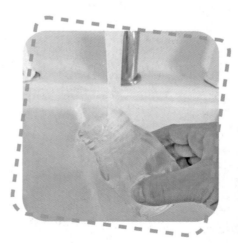

图1-3-3　用清水冲洗

（4）滴入几滴奶瓶清洗剂（图 1-3-4）；

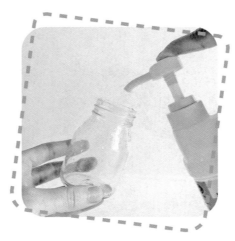

图 1-3-4　倒入奶瓶清洗剂

（5）用奶瓶刷仔细洗刷奶瓶内部（图 1-3-5）以及瓶口螺纹处（图 1-3-6）；

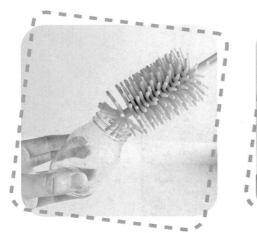

图 1-3-5　刷奶瓶内部

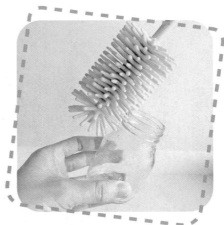

图 1-3-6　刷瓶口螺纹

（6）将奶嘴和奶嘴座拆下，分开清洗（图1-3-7）；

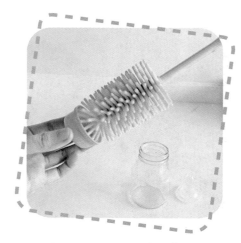

图1-3-7　刷奶嘴座

（7）用流动的自来水冲洗干净奶瓶上的清洗剂泡沫。

2. 消毒

（1）将洗干净的奶瓶放入专用消毒锅中，水要没过奶瓶（图1-3-8）；

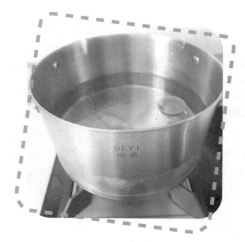

图1-3-8　消毒锅中的水要没过奶瓶

（2）把消毒锅放在燃气灶或电磁炉上煮，盖上盖子，等水煮沸；

（3）水开后用计时器计时。玻璃类物品煮沸消毒时，要先放在冷水锅中，等水沸腾后再煮10分钟；橡胶类物品（如奶嘴等）要等水沸腾后再放进锅里，煮5分钟。如果中途往锅里添加其他物品致使水停止沸腾，要等水再次沸腾后重新计时。

3. 消毒后放置

（1）用长柄钳将奶瓶从消毒锅里取出；

（2）安装好奶嘴、奶帽；

（3）把奶瓶放在消毒盛器（图1-3-9）中，盖上消毒纱布，以备下次使用；或者把奶瓶沥干水分后，放在清理干净的消毒锅内，盖上锅盖，以备下次使用。

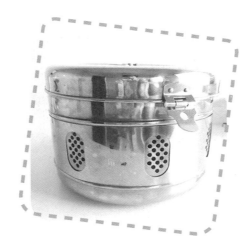

图1-3-9　清洗后的奶瓶放入消毒盛器

（二）餐具的清洁消毒

1. 清洁

（1）把餐具中剩余的食物倒掉；

（2）用流动的自来水冲洗，确保餐具上没有食物残渣；

（3）滴入几滴洗洁精；

（4）用百洁布按照碗内、碗口、碗外、碗底的顺序清洗碗；按照杯内、杯口、杯外、杯柄、杯底的顺序清洗杯子；按照匙内、匙底、匙柄的顺序清洗汤匙；

（5）用流动的自来水清洗干净餐具上的洗洁精泡沫。

2. 消毒

（1）把洗干净的餐具放入专用的消毒锅中，水要没过餐具；

（2）把消毒锅放在燃气灶或电磁炉上煮，盖上盖子，等水煮沸；

（3）水开后用计时器计时，煮 10 分钟；如果中途往锅里添加其他物品，要等水再次沸腾后再重新计时。

3. 消毒后放置

（1）用长柄钳将餐具从消毒锅里取出；

（2）把餐具放在消毒盛器中，盖上消毒纱布，以备下次使用；或者把餐具沥干水分后，放在清理干净的消毒锅内，盖上锅盖，以备下次使用。

四、操作注意事项

1. 要选择不容易破碎的奶瓶，以免清洁过程中奶瓶破碎。

2. 各类奶具和餐具都要先清洁再消毒。

3. 煮沸消毒时，消毒物品要全部浸入水中。

4. 橡胶类物品蒸煮太久会令表面黏性增加，出现细孔，加速材料老化。

5. 煮沸消毒后的物品再从消毒锅里取出和存放的过程中，都要防止被再次污染。

第四节　衣物、毛巾和床上用品的清洁消毒

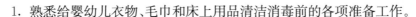

【学习目标】

1. 熟悉给婴幼儿衣物、毛巾和床上用品清洁消毒前的各项准备工作。

2. 熟练掌握给婴幼儿衣物、毛巾和床上用品清洁消毒的操作步骤。

一、适宜对象

0—3 岁婴幼儿

二、操作准备

（一）物品准备

1. 婴幼儿专用洗衣盆 1 个

2. 温水（30—40℃）

3. 婴幼儿专用衣物洗涤剂 1 份（洗衣液、洗衣粉或肥皂等）

4. 婴幼儿专用衣物柔顺剂 1 瓶

5. 消毒锅 1 个

6. 电熨斗 1 台

（二）环境及个人准备

1. 选择合适的地点，一般在有流动水的卫生间内；

2. 脱去外衣；

3. 若为长发，需将头发束起；

4. 摘去首饰、手表等；

5. 修剪指甲；

6. 洗净双手。

三、操作步骤及要点

(一) 衣物的清洁消毒

1. 清洁

（1）衣物用温水浸泡后，涂抹肥皂搓洗；或用婴幼儿专用洗衣液浸泡后，搓洗干净；

（2）衣物漂洗干净后，可加入婴幼儿专用衣物柔顺剂浸泡，再漂洗干净。

2. 消毒

（1）方法1：在直射的阳光下暴晒6小时以上进行消毒，暴晒时不要将衣物叠夹放置；

（2）方法2：用消毒锅煮沸的方式进行消毒，每次煮沸10—20分钟，之后在阳光下晒干，如遇阴雨天，可在衣物晾到半干时用熨斗熨干。

3. 消毒后放置

叠好后整齐地收入清洁的儿童专用衣柜中。

(二) 毛巾的清洁消毒

1. 清洁

用洗涤剂或肥皂清洗毛巾，在流动的自来水中漂洗干净。

2. 消毒

每天用消毒锅煮沸的方式消毒1次，每次煮沸10—20分钟，之后在阳光下晒干，如遇阴雨天，可在衣物晾到半干时用熨斗熨干。

3. 消毒后放置

搭在卫生间的毛巾架上或叠好后整齐地收入清洁的儿童专用衣柜中。

(三) 床上用品的清洁消毒

1. 清洁

（1）按从床头至床尾的顺序拆开枕套、被套、床单；

（2）将换下的枕套、被套、床单用温水浸泡，再涂抹肥皂或其他婴幼儿衣物洗涤剂搓洗。

2. 消毒

（1）方法 1：在直射的阳光下暴晒 6 小时以上进行消毒，暴晒时不要将床上用品叠夹放置。

（2）方法 2：用消毒锅煮沸的方式进行消毒，每次煮沸 15 分钟，之后在阳光下晒干，如遇阴雨天，可在衣物晾到半干时用熨斗熨干。

3. 消毒后放置

叠好后整齐地收入清洁的儿童专用衣柜中。

四、操作注意事项

1. 因为照养人的衣物及照养人用的洗衣机、洗衣盆中细菌较多，会污染婴幼儿的衣物、被褥，进而影响婴幼儿健康，所以婴幼儿的衣物、被褥要和照养人的物品分开清洗，最好手洗或是用婴幼儿专用洗衣机清洗。

2. 与内衣相比，婴幼儿的外衣更加容易脏且细菌较多，内外衣也应该分开清洗以保证婴幼儿贴身衣物的清洁卫生。

3. 不要使用 84 消毒液等消毒产品消毒婴幼儿的衣物、被褥，因为 84 消毒液不易漂洗干净且具有腐蚀性，会刺激婴幼儿的皮肤，引起婴幼儿过敏。

4. 在拆除枕套、被套、床单等床上用品前，应先清除床上的物品和污物，以防拆除床上用品的过程中摔坏物品或污物飘落污染其他地方。

5. 如果近期有传染病流行或婴幼儿患有传染病，要根据传染病的消毒要求进行婴幼儿物品的消毒。

第五节 尿布/纸尿裤和便器的清洁消毒

【学习目标】

1. 熟悉给婴幼儿尿布/纸尿裤和便器清洁消毒前的各项准备工作。

2. 熟练掌握给婴幼儿尿布/纸尿裤和便器清洁消毒的操作步骤。

一、适宜对象

0—3 岁婴幼儿

二、操作准备

（一）物品准备

1. 婴幼儿专用水盆 1 个

2. 中性肥皂 1 块

3. 中性洗衣液 1 瓶

4. 流动水

5. 开水

6. 熨斗 1 台

7. 毛刷 1 把

8. 便盆刷 1 把

9. 搅棒 1 个

10. 尿布专用消毒锅 1 个

11. 消毒剂 1 种(含氯消毒片：每片含有效氯 500 mg)

12. 浸泡容器 1 个

13. 便器 1 个

14. 垃圾桶 1 个

(二)环境及个人准备

1. 选择合适的地点,一般在有流动水的卫生间内;

2. 脱去外衣;

3. 若为长发,需将头发束起;

4. 摘去首饰、手表等;

5. 修剪指甲;

6. 洗净双手。

三、操作步骤及要点

(一)尿布的清洁消毒

1. 清洁

(1) 取下婴幼儿脏污的尿布;

(2) 只有小便的尿布,在清水中浸泡 30 分钟,然后涂上中性的婴幼儿专用肥皂或中性的婴幼儿专用洗衣液,揉搓洗涤;

(3) 有大便的尿布,用纸巾或用毛刷将大便刷进便器,将尿布用中性的婴幼儿专用肥皂液浸泡 30 分钟,揉搓洗涤;

(4) 在流动水中将尿布漂洗干净。

2. 消毒

每周用消毒锅煮沸的方式消毒尿布 2 次,每次煮沸 10—20 分钟,之后在阳光下晒干,如遇阴雨天可用熨斗熨干。

3. 消毒后放置

叠好后整齐地放入清洁的儿童专用衣柜中。

(二)纸尿裤的清洁

1. 将大便倒入便器;

2. 把纸尿裤脏的一面向内卷起来，装进塑料袋里密封；

3. 把塑料袋放进垃圾桶内。

（三）便器的清洁消毒

1. 清洁

便器使用后立即倒掉尿液和大便，用便盆刷在流动水下边冲边刷洗。

2. 消毒

（1）配置适量的含有效氯 500 mg/L 的消毒液（1 L 水中放 1 片含氯消毒片）；

（2）便器清洁后用含有效氯 500 mg/L 的消毒液浸泡 30 分钟，倒出后冲洗干净，晾干待用。

3. 消毒后放置

将便器放回原位，方便取用。

四、操作注意事项

1. 尿布、便器要单独清洗，不要和其他物品混在一起洗。

2. 为了避免粪便污染环境，无论是尿布还是纸尿裤，都应将粪便倒入马桶后再处理。

3. 尿布不要用含氯消毒液消毒，而是煮沸消毒。

4. 尿布可以熨干，不建议烤干。

5. 便器使用后立即清洁消毒，专人专用。

本章图片来源

本章未标注图片均由谢丹拍摄。

本章主要参考文献

1. 兰贯虹.育婴员实训教程（三级）[M].北京：海洋出版社,2019.

2. 兰贯虹.育婴员实训教程（四级）[M].北京：海洋出版社,2019.

3. 兰贯虹.育婴员实训教程（五级）[M].北京：海洋出版社,2019.

4. 人力资源和社会保障部中国就业培训技术指导中心.育婴员（高级）[M].北京：

中国劳动社会保障出版社,2013.

5. 人力资源和社会保障部中国就业培训技术指导中心.育婴员(基础知识)[M].北京:海洋出版社,2019.

6. 人力资源和社会保障部中国就业培训技术指导中心.育婴员(三级)[M].北京:海洋出版社,2019.

7. 人力资源和社会保障部中国就业培训技术指导中心.育婴员(四级)[M].北京:海洋出版社,2019.

8. 人力资源和社会保障部中国就业培训技术指导中心.育婴员(五级)[M].北京:海洋出版社,2019.

9. 中华人民共和国国家卫生健康委员会.医疗机构消毒技术规范[Z].2012.

10. 中华人民共和国卫生部.托儿所幼儿园卫生保健工作规范[Z].2012.

第二章

0—3岁
婴幼儿盥洗照料

内容框架

眼部清洁

鼻腔浅处
分泌物清除

耵聍清除

口腔清洁

面部清洁

头部清洁

0-3岁婴幼儿
盥洗照料

手部清洁

指（趾）甲修剪

脐部清洁

全身清洁

擦浴

沐浴

衣物穿脱

婴儿抱姿

第一节　眼部清洁

【学习目标】

1. 熟悉给婴幼儿清洁眼部前的各项准备工作。
2. 熟练掌握给婴幼儿清洁眼部的操作步骤。

一、适宜对象

0—3 岁婴幼儿

二、操作准备

（一）物品准备

1. 无菌棉签 1 包
2. 毛巾 1 条(约 22 cm×22 cm)
3. 婴幼儿专用水盆 1 个
4. 温水(37—40℃)
5. 垃圾桶 1 个

（二）环境及个人准备

1. 环境安静不嘈杂,一般以室内温度 18—26℃,湿度 50—60％为宜;
2. 若为长发,需将头发束起;

3. 摘去首饰、手表等，避免引起意外（如划伤婴幼儿皮肤）；

4. 提前修剪指甲；

5. 洗净双手，保持双手温暖。

三、操作步骤及要点

（一）安抚情绪

操作前需保持婴幼儿情绪稳定、安静，在婴幼儿情绪不稳定时，可以用玩具逗引，使其保持情绪稳定。

（二）擦拭眼睛

1. 让0—1岁婴儿平躺在床上，让1—3岁幼儿坐在床上；

2. 用一只手固定婴幼儿的头部，另一只手拿干的无菌棉签由婴幼儿的眼睛内侧向眼睛外侧轻轻擦拭；换一根干的无菌棉签，用同样的方式擦拭婴幼儿的另一只眼睛（图2-1-1）；

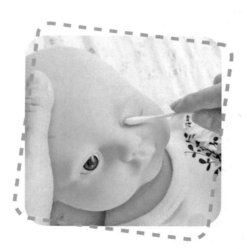

图2-1-1　棉签清洁眼部分泌物

3. 用温水把毛巾打湿，用温湿毛巾的一角包住食指，从婴幼儿眼睛内侧向外侧方向轻轻擦拭；换毛巾的另一角包住食指，用同样的方式擦拭婴幼儿的另外一只眼睛（图2-1-2）。

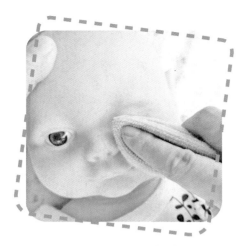

图2-1-2 温湿毛巾擦拭眼睛

（三）整理

用过的棉签放入垃圾桶，整理好物品及婴幼儿的衣物。

（四）洗手、记录

洗净双手，必要时记录日期、婴幼儿状态等信息。

四、操作注意事项

1. 只要婴幼儿眼部有可见的分泌物、泪渍或污渍等时，都可以进行眼部清洁。

2. 可以选用消过毒的无菌棉签、棉球或纱布擦拭眼睛，使用后应丢入垃圾桶，不可重复使用。

3. 擦拭两只眼睛的无菌棉签要分开使用，以免两只眼睛交叉感染。

4. 如果婴幼儿患有结膜炎，应先清洁眼睛健康的一侧，再清洁眼睛患病的一侧，清洁眼睛后，根据医嘱使用眼药水。

第二节　鼻腔浅处分泌物清除

【学习目标】

1. 熟悉给婴幼儿清除鼻腔浅处分泌物前的各项准备工作。

2. 熟练掌握给婴幼儿清洁鼻腔浅处分泌物的操作步骤。

一、适宜对象

0—3岁婴幼儿

二、操作准备

(一)物品准备

1. 手电筒1个

2. 无菌棉签1包

3. 生理盐水或温开水1杯

4. 垃圾桶1个

(二)环境及个人准备

1. 环境安静不嘈杂,一般以室内温度18—26℃,湿度50—60%为宜;

2. 若为长发,需将头发束起;

3. 摘去首饰、手表等,避免引起意外(如划伤婴幼儿皮肤);

4. 提前修剪指甲；

5. 洗净双手，保持双手温暖。

三、操作步骤及要点

（一）安抚情绪

操作前需保持婴幼儿情绪稳定、安静，在婴幼儿情绪不稳定时，可以用玩具逗引，使其保持情绪稳定。

（二）观察鼻腔

在光线明亮处观察婴幼儿鼻腔内有无异物，如果难以观察到鼻腔内部情况，可以使用手电筒照明来协助观察。

（三）清洁鼻腔

1. 让婴幼儿平躺在床上，肩膀下面垫一个枕头，头略微仰起；

2. 用一只手固定婴幼儿的头部，另一只手将蘸了生理盐水或温水后的无菌棉签轻轻伸入婴幼儿鼻腔内侧，顺时针旋转，再慢慢向外取出棉签，清除鼻腔分泌物（图2-2-1）。

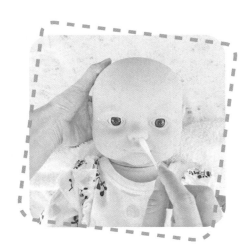

图2-2-1　棉签擦拭鼻腔浅部鼻屎

（四）整理

用过的棉签放入垃圾桶，整理好物品及婴幼儿衣物。

（五）洗手、记录

洗净双手，必要时记录日期、婴幼儿状态等信息。

四、操作注意事项

1. 如果鼻腔分泌物在鼻腔浅处，可以使用棉签清理。如果鼻腔深处有鼻腔分泌物，不要用棉签清理，以免损伤婴幼儿的鼻腔黏膜。

2. 动作要轻柔，不要损伤婴幼儿的鼻腔黏膜。

3. 不要将棉签伸到婴幼儿的鼻腔深处，棉签伸入鼻腔不要超过1厘米。

4. 新生儿也可以采用此方式进行鼻腔清洁，但如果新生儿鼻孔太小，若棉签无法进入鼻腔，则不可强行伸入鼻腔进行清理。

第三节　耵聍清除

【学习目标】

1. 熟悉给婴幼儿清除耵聍前的各项准备工作。
2. 熟练掌握给婴幼儿清除耵聍的操作步骤。

一、适宜对象

0—3 岁婴幼儿

二、操作准备

（一）物品准备

1. 无菌棉签 1 包
2. 毛巾 1 条(约 22 cm×22 cm)
3. 生理盐水或温开水 1 杯
4. 垃圾桶 1 个

（二）环境及个人准备

1. 环境安静不嘈杂,一般以室内温度 18—26℃,湿度 50—60％为宜;
2. 若为长发,需将头发束起;
3. 摘去首饰、手表等,避免引起意外(如划伤婴幼儿皮肤);

4. 提前修剪指甲；

5. 洗净双手,保持双手温暖。

三、操作步骤及要点

(一)安抚情绪

操作前需保持婴幼儿情绪稳定、安静,在婴幼儿情绪不稳定时,可以用玩具逗引,使其保持情绪稳定。

(二)清洁耳部

1. 让婴幼儿平躺在床上,使其头偏向一侧,以便清洁一侧耳朵；

2. 用一只手固定婴幼儿的头部,另一只手拿干棉签在婴幼儿外耳道入口处轻轻擦拭；如果外耳道入口有肉眼可见的耵聍(俗称"耳屎"),可以拿棉签蘸一点温开水或生理盐水,甩去多余的水分(保证棉签不滴水),然后伸到外耳道口轻轻旋转一圈,慢慢向外取出棉签,清除耵聍(图2-3-1)；

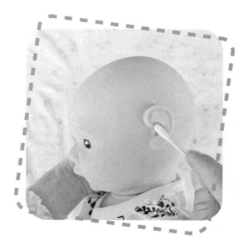

图2-3-1 用棉签在外耳道入口处轻擦

3. 用毛巾蘸一点温水,挤出多余的水分,轻轻擦拭婴幼儿耳朵外面及耳朵后面(图2-3-2)；

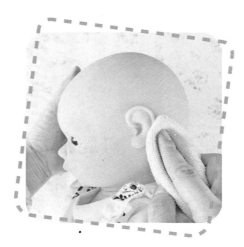

图2-3-2 湿毛巾擦拭耳朵外面及耳朵后面

4. 把婴幼儿的头偏向另一侧,用同样的方法清洁另一侧耳朵。

(三) 整理

用过的棉签放入垃圾桶,整理好物品及婴幼儿衣物。

(四) 洗手、记录

洗净双手,必要时记录日期、婴幼儿状态等信息。

四、操作注意事项

1. 如果婴幼儿外耳道入口处有肉眼可见的耵聍,则需进行耳部清洁,否则不需要进行清洁。

2. 清洁时动作要轻柔,以免损伤婴幼儿外耳道皮肤,引发外耳道炎、耳疖或鼓膜穿孔等疾病。

3. 棉签伸入外耳道不要超过1厘米,以免把耵聍推入耳道深处,使耵聍无法取出,或者棉签伸入太深而损伤鼓膜。

4. 洗浴后耳朵进水,干的耵聍会吸水膨胀,使耳朵有闭塞的感觉。在洗浴后发现婴幼儿耳道口潮湿,要用干棉签在外耳道口轻轻擦拭,吸干水分。

5. 如果婴幼儿的耳朵里出现异常分泌物(如脓性分泌物、血性分泌物)或耵聍较硬,应及时带婴幼儿到医院就诊,不要在家自行清洁。

第四节　口腔清洁

【学习目标】

1. 熟悉给婴幼儿清洁口腔前的各项准备工作。
2. 熟练掌握给婴幼儿清洁口腔的操作步骤。

一、适宜对象

0—3 岁婴幼儿

二、操作准备

（一）物品准备

1. 温开水 1 杯

2. 奶瓶 1 个或小杯子 1 个

3. 纱布 2 块（约 4 cm×4 cm）

4. 婴幼儿指套牙刷 1 支

5. 儿童软毛牙刷 1 支

6. 指套牙刷盒 1 个或牙刷杯 1 个

7. 消毒锅 1 个

8. 垃圾桶 1 个

（二）环境及个人准备

1. 环境安静不嘈杂，一般以室内温度 18—26℃，湿度 50—60％为宜；

2. 若为长发，需将头发束起；

3. 摘去首饰、手表等，避免引起意外（如划伤婴幼儿皮肤）；

4. 提前修剪指甲；

5. 洗净双手，保持双手温暖。

三、操作步骤及要点

（一）安抚情绪

操作前需保持婴幼儿情绪稳定、安静，在婴幼儿情绪不稳定时，可以用玩具逗引，使其保持情绪稳定。

（二）清洁口腔

1. 喝水法清洁口腔

（1）让婴幼儿平躺在床上，或将婴幼儿抱起使其坐在照养人的腿上；

（2）准备一杯温开水倒入奶瓶或小杯子里，确认温度适宜后给婴幼儿喝，通过喝水的方法清洁婴幼儿的口腔。

2. 擦拭法清洁口腔

（1）让婴幼儿平躺在床上，或将婴幼儿抱起使其坐在照养人的腿上；

（2）把消毒纱布缠绕在食指上，用温开水沾湿消毒纱布（或用指套牙刷）；

（3）用手固定住婴幼儿的头部，然后把缠有纱布的食指（或用指套牙刷）伸入婴幼儿口腔内，水平横向或竖向轻轻擦洗牙齿（图 2 - 4 - 1）；

（4）每日擦洗牙齿 1—2 次。

3. 用牙刷清洁口腔

（1）当幼儿萌出多颗牙齿后，可选用幼儿牙刷为幼儿每天刷 2 次牙；

（2）儿童 3 岁以后，可开始教其用最简单的"画

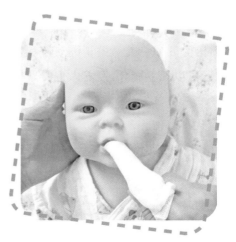

图 2 - 4 - 1　用纱布缠住手指轻轻擦拭口腔

圈法"刷牙,要领是将刷毛放置在牙面上,轻压使刷毛屈曲,在牙面上画圈,每部位反复画圈 5 次以上,牙齿的各个面(包括唇颊侧、舌侧及咬合面)均应刷到。此外,照养人还应每日帮婴幼儿刷 1 次牙(最好是晚上),保证刷牙的效果。

(三)整理

用过的纱布放入垃圾桶(也可用清水冲洗干净后,把纱布放在消毒锅中,倒入清水,水要没过纱布,加盖煮沸,水开后煮沸 10 分钟,晾晒干后下次备用);牙刷用自来水冲洗清洁后放入指套牙刷盒或牙刷杯内。

(四)洗手、记录

洗净双手,必要时记录日期、婴幼儿状态等信息。

四、操作注意事项

1. 不要让婴幼儿含着奶瓶睡觉,以免出现龋齿,建议婴幼儿 18 个月后停止使用奶瓶。

2. 未出牙的婴儿可以用喝水法清洁口腔(不包括纯母乳喂养的婴儿),已经出牙的婴幼儿可以使用擦拭法清洁口腔,出牙较多的婴幼儿可以使用儿童牙刷清洁口腔。2—3 岁的幼儿,可以引导其餐后用温开水漱口,保持牙齿清洁。

3. 清洁口腔的动作要轻柔,以免损伤到婴幼儿的口腔黏膜。

4. 选择光线充足的地方清洁牙齿,以便清楚地观察婴幼儿口腔内的情况。

5. 给婴幼儿刷牙时,可以边刷牙边对着婴幼儿唱歌、讲话,让婴幼儿感觉清洁口腔是一件愉快的事情。

6.《美国儿科学会实用喂养指南》建议,儿童年满 6 岁之后,照养人才可以让其独立刷牙,因为 6 岁后儿童的精细动作和理解能力使其能胜任这项工作。6 岁前,即使婴幼儿表示自己可以独立刷牙,照养人也要做好指导和监督工作,必要时还需要帮助婴幼儿刷牙。

第五节　面部清洁

【学习目标】

1. 熟悉给婴幼儿清洁面部前的各项准备工作。
2. 熟练掌握给婴幼儿清洁面部的操作步骤。

一、适宜对象

0—2 岁婴幼儿

二、操作准备

（一）物品准备

1. 婴幼儿专用水盆 1 个
2. 水温计 1 支
3. 温水（37—40℃）
4. 毛巾 1 条（约 22 cm×22 cm）
5. 婴幼儿香皂 1 块
6. 婴幼儿润肤露 1 瓶

（二）环境及个人准备

1. 环境安静不嘈杂，一般以室内温度 22—24℃，湿度 50—60％为宜；

2. 若为长发,需将头发束起;

3. 摘去首饰、手表等,避免引起意外(如划伤婴幼儿皮肤);

4. 提前修剪指甲;

5. 洗净双手,保持双手温暖。

三、操作步骤及要点

(一)安抚情绪

操作前需保持婴幼儿情绪稳定、安静,在婴幼儿情绪不稳定时,可以用玩具逗引,使其保持情绪稳定。

(二)面部清洁

1. 帮助婴幼儿卷好袖口和衣领,长发的婴幼儿需扎起头发。

2. 准备洗脸水时,先放冷水再放热水,用手腕试水温或用水温计测温,将水温控制在37℃至40℃。

3. 让0—6个月婴儿平躺在床上,对于能够独立坐直的婴幼儿,可以让其坐在椅子上。

4. 将浸湿的毛巾拧干,依次清洁婴幼儿的双眼、双耳、前额、两颊、鼻部、口鼻周围、下颌和颈部(图2-5-1至2-5-7)。

(1)清洁眼睛

由内向外擦洗,由鼻外侧、眼内侧开始向外眼角擦拭。

(2)清洁耳朵

用湿毛巾擦洗耳朵外部和耳廓,只清洁耳朵外面看得见的地方,不用清洁耳朵内部。

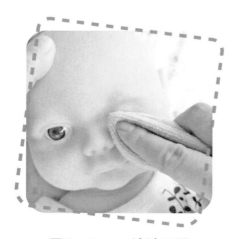
图2-5-1 清洁双眼

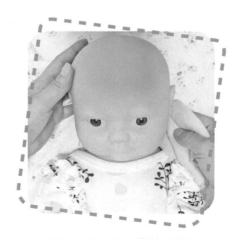
图2-5-2 清洁耳部

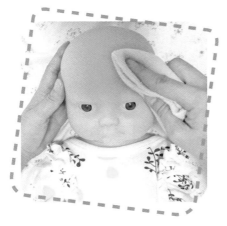
图2-5-3　清洁额部

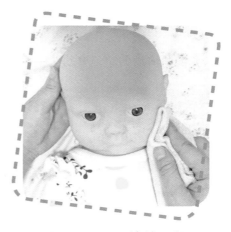
图2-5-4　清洁面颊

（3）清洁鼻部

擦去鼻腔外看得见的黏液，不用清洁鼻腔内部。

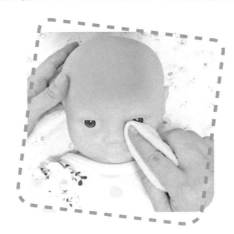
图2-5-5　清洁鼻部

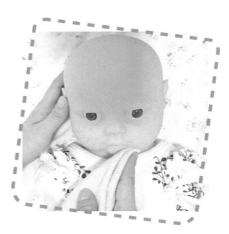
图2-5-6　清洁口鼻周围

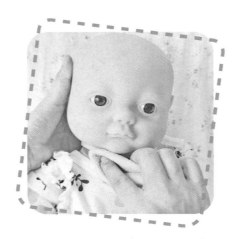
图2-5-7　清洁下颌及颈部

（三）面部保养

将婴幼儿润肤露均匀涂于婴幼儿脸部。

（四）整理

整理好物品及婴幼儿衣物。

（五）洗手、记录

洗净双手，必要时记录日期、婴幼儿状态等信息。

四、操作注意事项

1. 如果婴幼儿的面部没有明显的污渍，使用清水给婴幼儿洗脸即可；如果面部有污渍用清水难以洗净，可用婴幼儿香皂清洗。

2. 照养人需要帮助0—2岁婴幼儿清洁面部，可以指导2—3岁幼儿独立清洁或者适当辅助其清洁面部。

第六节　头部清洁

一、适宜对象

0—1 岁婴儿

二、操作准备

（一）物品准备

1. 婴幼儿专用水盆 1 个
2. 水温计 1 支
3. 温水（37—40℃）
4. 毛巾 2 条（约 22 cm×22 cm，其中一条为备用毛巾）
5. 婴幼儿洗发露 1 瓶
6. 婴幼儿香皂 1 块
7. 无菌棉签 1 包

（二）环境及个人准备

1. 环境安静不嘈杂，一般以室内温度 18—26℃为宜；

2. 若为长发,需将头发束起;

3. 摘去首饰、手表等,避免引起意外(如划伤婴儿皮肤);

4. 提前修剪指甲;

5. 洗净双手,保持双手温暖。

三、操作步骤及要点

(一)安抚情绪

操作前需保持婴儿情绪稳定、安静,在婴儿情绪不稳定时,可以用玩具逗引,使其保持情绪稳定。

(二)头部清洁

1. 准备好洗头水,先放冷水再放热水,用手腕试水温或用水温计测温,将水温控制在37℃至40℃。

2. 抱起婴儿(图2-6-1)

(1)用左前臂托住婴儿的背部,手托住婴儿的头颈;

(2)左手拇指和中指堵住外耳道口,以免水流进入耳道;

(3)用左肘臂弯和侧腰部夹住婴儿的臀部,将婴儿的头部放在脸盆上方。

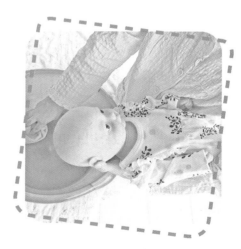

图2-6-1 抱起婴儿

3. 右手用毛巾沾水轻轻淋湿婴儿的头发(图2-6-2)。

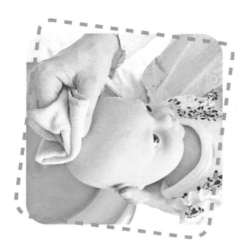

图2-6-2　淋湿头发

4. 将少量婴幼儿洗发露倒在手掌里,揉出泡沫,涂抹在婴儿头发上,轻轻揉搓,或用婴幼儿香皂轻轻揉搓头发(图2-6-3)。

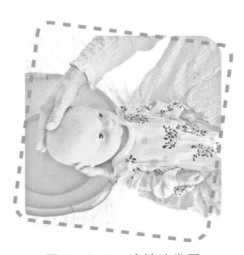

图2-6-3　涂抹洗发露

5. 用清水冲洗干净头发,用拧干的毛巾吸干头发上的水分。

6. 放下婴儿,让婴儿平躺在床上,用棉签轻轻吸干外耳道水分(图 2 - 6 - 4)。

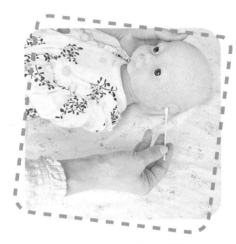

图 2 - 6 - 4　吸干外耳道水分

(三) 整理

用过的棉签放入垃圾桶,整理好物品及婴儿衣物。

(四) 洗手、记录

洗净双手,必要时记录日期、婴儿状态等信息。

四、操作注意事项

1. 洗头时要注意防止水进入婴儿的耳内。

2. 新生儿如果有脂溢性皮炎,头皮上有黄痂,照养人在帮其洗头时不可以硬擦,可在洗头前 30 分钟在新生儿头上涂抹植物油、矿物油、凡士林或婴儿润肤油浸泡使黄痂软化,然后用清水洗去。

3. 擦干头发时,注意不要让毛巾蒙住婴儿的脸,以免婴儿受到惊吓而哭闹。

4. 2—3 岁的幼儿可戴洗发帽(也称遮水帽)淋浴洗头,避免眼睛及耳朵进水。

第七节　手部清洁

【学习目标】

1. 熟悉给婴幼儿洗手前的各项准备工作。
2. 熟练掌握给婴幼儿洗手的技能。

一、适宜对象

0—3 岁婴幼儿

二、操作准备

(一) 物品准备

1. 毛巾 1 条(约 22 cm×22 cm)
2. 婴幼儿专用水盆 1 个
3. 温水(37—40℃)
4. 流动水
5. 婴幼儿洗手液 1 瓶
6. 婴幼儿香皂 1 块

(二) 环境及个人准备

1. 环境安静不嘈杂,一般以室内温度 18—24℃,湿度 50—60％为宜;

2. 若为长发,需将头发束起;

3. 摘去首饰、手表等,避免引起意外(如划伤婴幼儿皮肤);

4. 提前修剪指甲;

5. 洗净双手,保持双手温暖。

三、操作步骤及要点

(一)安抚情绪

操作前需保持婴幼儿情绪稳定、安静,在婴幼儿情绪不稳定时,可以用玩具逗引,使其保持情绪稳定。

(二)给0—6个月的婴儿洗手

1. 让0—6个月的婴儿躺在床上;

2. 把婴儿的手轻轻向内旋转,使小手放松(图2-7-1);

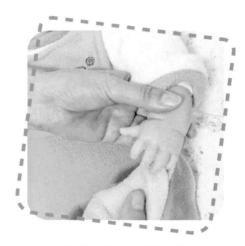

图2-7-1 手内旋

3. 把毛巾用温水浸湿,轻擦婴儿的手掌、手背(图2-7-2)、指缝(图2-7-3)、指尖及手腕等处。

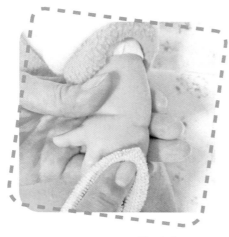

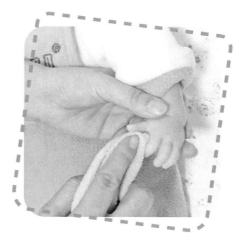

图2-7-2　擦手背　　　　　　　　　图2-7-3　擦指缝

（三）给6—12个月的婴儿洗手

1. 环抱起6—12个月的婴儿(图2-7-4)；

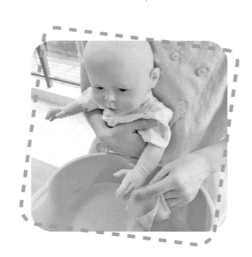

图2-7-4　环抱婴儿

2. 把婴儿的小手放在靠近水盆的位置,用温水将婴儿的手浸湿并清洗手掌、手背、指缝、指尖及手腕等处；

3. 用毛巾将婴儿的手擦干。

（四）协助和引导1—2岁的幼儿自己洗手

1. 用流动水帮幼儿浸湿手腕、手掌、手背等处；

2. 将婴幼儿洗手液或香皂均匀涂抹在幼儿的手部,使泡沫充满所有的指缝,帮幼儿充分揉搓双手;

3. 让幼儿指尖向下,用流动的清水自上而下把泡沫冲洗干净;

4. 用毛巾将幼儿的手擦干。

(五) 教2—3岁的幼儿洗手(让幼儿自己洗手)

1. 让幼儿在水龙头下把手淋湿,然后涂上婴幼儿洗手液或香皂;

2. 教幼儿按七步洗手法洗手,以下每个步骤至少重复5次:

(1) 第1步,洗掌心(简称"内"):让幼儿两手掌心相对,手指并拢相互揉搓(图2-7-5);

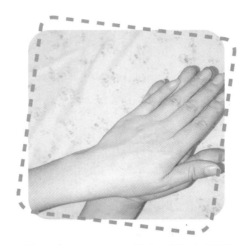

图2-7-5 内:掌心对掌心揉搓

(2) 第2步,洗手背(简称"外"):让幼儿手掌对手背沿指缝相互揉搓,然后交替两手上下的位置(图2-7-6);

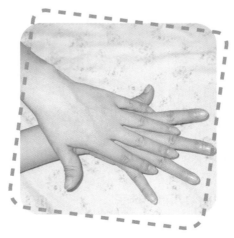

图2-7-6 外:手指交错掌心搓手背

（3）第3步，洗指缝（简称"夹"）：让幼儿两手掌心相对，手指交叉沿指缝相互揉搓（图2-7-7）；

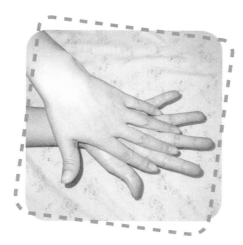

图2-7-7　夹：手指交错掌心搓掌心

（4）第4步，洗指背（简称"弓"）：让幼儿弯曲各手指关节呈半握拳状，两手互握互搓指背（图2-7-8）；

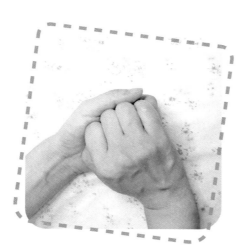

图2-7-8　弓：两手互握互搓指背

（5）第 5 步，洗拇指（简称"大"）：让幼儿一手握另一手大拇指旋转揉搓，然后交换进行（2-7-9）；

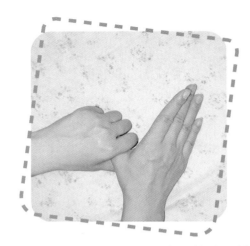

图 2-7-9　大：拇指在掌中转动揉搓

（6）第 6 步，洗指尖（简称"立"）：让幼儿弯曲各手指关节，把指尖并拢在另一手掌心旋转揉搓，交换进行（图 2-7-10）；

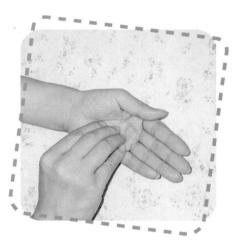

图 2-7-10　立：指尖在掌心揉搓

（7）第 7 步，洗手腕（简称"腕"）：让幼儿一手握另一手手腕，搓洗手腕，交换进行（图 2 - 7 - 11）。

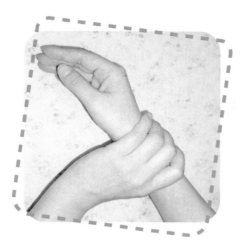

图 2 - 7 - 11　腕：清洁手腕

3. 让幼儿双手指尖向下，用流动的水自上而下地将双手上的泡沫冲洗干净，用双手捧清水将水龙头冲洗干净，再关闭水龙头；

4. 让幼儿洗净双手后，双手五指自然下垂，在水池里甩上三次，以免手上的水滴在地上；

5. 让幼儿用干净的毛巾擦干双手。

（六）整理

整理好物品及婴幼儿衣物。

（七）洗手、记录

洗净双手，必要时记录日期、婴幼儿状态等信息。

四、操作注意事项

1. 当手部有明显的污渍时，要用香皂和流动的水洗手；如果手部没有明显的污渍，可以用清水洗手，也可以用含有酒精成分的免洗洗手液洗手。

2. 0—6 个月婴儿的手往往不是很脏，不需要每次都用洗手液或香皂清洗，尤其不要给还在吸吮手指的婴儿用免洗洗手液，以免婴儿长期慢性少量食入洗手液引起肠道菌群紊乱，从而引起腹泻。

3. 洗手水温度不宜太高,过热的水会使皮肤表面的油脂减少,使皮肤容易缺水而干燥,出现缺脂性皮肤炎。

4. 婴幼儿有以下几种情况时,一定要洗手:

(1) 接触病人后或手被呼吸道分泌物污染时,比如打喷嚏或咳嗽时用手捂口鼻遮挡;

(2) 去公共场所(包括医院、饲养场)后,触摸过公共物品,比如电梯扶手、升降电梯按钮及门柄后;

(3) 在接触眼、鼻及口前;

(4) 碰触食物及吃东西前;

(5) 大小便后;

(6) 接触动物后。

5. 通过言传身教培养婴幼儿良好的洗手习惯。

(1) 多让婴幼儿观察照养人洗手,多陪婴幼儿洗手,让婴幼儿觉得洗手确实是一件很重要的事;

(2) 和婴幼儿一起做洗手游戏;

(3) 在婴幼儿洗手后给予奖励;

(4) 让婴幼儿挑选自己喜欢的肥皂和毛巾,激发他们使用清洁物品的兴趣;

(5) 婴幼儿要有专用的毛巾,避免随意使用他人毛巾。

第八节　指（趾）甲修剪

【学习目标】

1. 熟悉给婴幼儿修剪指（趾）甲前的各项准备工作。

2. 熟练掌握给婴幼儿修剪指（趾）甲的操作步骤。

一、适宜对象

0—3 岁婴幼儿

二、操作准备

（一）物品准备

1. 婴幼儿专用指甲钳 1 把（图 2 - 8 - 1）

2. 圆头剪刀 1 把（图 2 - 8 - 1）

3. 磨甲棒 1 把（图 2 - 8 - 1）

4. 湿巾纸 1 包

5. 垃圾桶 1 个

（二）环境及个人准备

1. 环境安静不嘈杂，一般以室内温度 18—24℃，湿度 50—60％为宜；

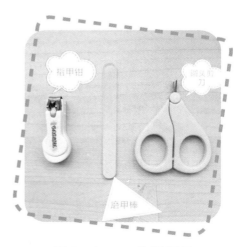

图 2 - 8 - 1　修甲用具

2. 若为长发,需将头发束起;

3. 摘去首饰、手表等,避免引起意外(如划伤婴幼儿皮肤);

4. 提前修剪指甲;

5. 洗净双手,保持双手温暖。

三、操作步骤及要点

(一)安抚情绪

操作前需保持婴幼儿情绪稳定、安静,在婴幼儿情绪不稳定时,可以用玩具逗引,使其保持情绪稳定。

(二)选择合适的位置

可以选择在婴幼儿平躺睡觉或安静地躺在床上时修剪指(趾)甲,也可以把婴幼儿的背部靠在照养人的胸前,把婴幼儿抱坐在照养人的怀中修剪指(趾)甲。

(三)修剪指(趾)甲

1. 修剪指(趾)甲

(1)左手扶住婴幼儿的手(或脚),将婴幼儿要修剪指(趾)甲的手指(或脚趾)伸出,并用拇指和食指固定住;

(2)右手拿指甲钳(或圆头剪刀)从指(趾)甲缘的一端沿着指(趾)甲的弧度修剪,剪好一个指(趾)甲后再换另一指(趾)甲修剪(图2-8-2～图2-8-5)。

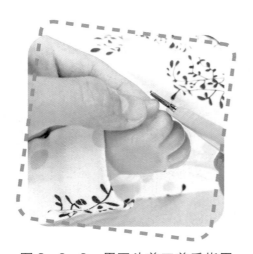 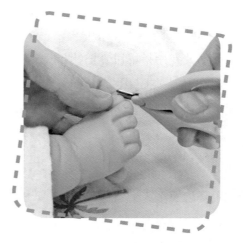

图2-8-2 用圆头剪刀剪手指甲　　图2-8-3 用圆头剪刀剪脚趾甲

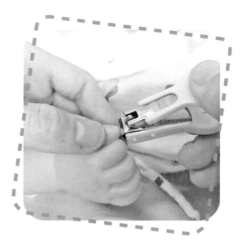
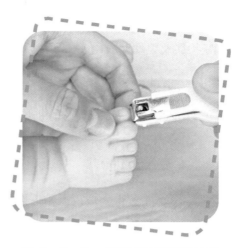

图2-8-4　用指甲钳剪手指甲　　　　图2-8-5　用指甲钳剪脚趾甲

2. 磨平尖角

（1）剪完指（趾）甲后，照养人应用自己的手指沿婴幼儿的指（趾）甲边摸一圈，检查是否有突出的尖角；

（2）如果指（趾）甲有尖角，用磨甲棒将尖角磨平呈圆弧形（图2-8-6和图2-8-7）。

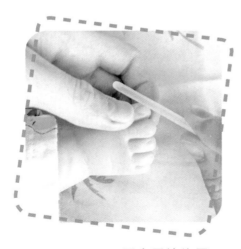
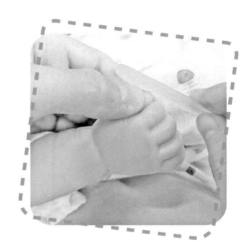

图2-8-6　用磨甲棒修甲　　　　　图2-8-7　磨平尖角

（四）清理

及时清理剪下的指（趾）甲，可用湿巾纸擦拭，以免掉落在婴幼儿衣服和身上，划伤婴幼儿的皮肤。

（五）整理

整理好物品及婴幼儿衣物。

（六）洗手、记录

洗净双手，必要时记录日期、婴幼儿状态等信息。

四、操作注意事项

1. 指（趾）甲不要剪得太短或太贴近肉，否则会让婴幼儿感到疼痛，引发炎症。

2. 指（趾）甲缝里的污垢不要用锉刀或锐利的物体清理，以防损伤婴幼儿的手指/脚趾引起感染，可以在洗手或洗脚的过程中清洁指（趾）甲缝，或者用软毛刷轻轻刷洗指（趾）甲缝，清洁污垢。

第九节　脐部清洁

【学习目标】

1. 熟悉给新生儿清洁肚脐前的各项准备工作。

2. 熟练掌握给新生儿清洁肚脐的操作步骤。

一、适宜对象

新生儿（1个月以内）

二、操作准备

(一) 物品准备

1. 无菌棉签1包

2. 75％医用酒精1瓶

3. 毛巾1条(约22 cm×22 cm)

4. 婴幼儿专用水盆1个

5. 温水(37—40℃)

6. 干净的尿布/婴幼儿纸尿裤1片

7. 垃圾桶1个

(二) 环境及个人准备

1. 环境安静不嘈杂,一般以室内温度26—28℃,湿度50—60％为宜;

2. 若为长发,需将头发束起;

3. 摘去首饰、手表等,避免引起意外(如划伤新生儿皮肤);

4. 提前修剪指甲;

5. 洗净双手,保持双手温暖。

三、操作步骤及要点

(一)安抚情绪

操作前需保持新生儿情绪稳定、安静,在婴幼儿情绪不稳定时,可以用玩具逗引,使其保持情绪稳定。

(二)脐部清洁

1. 将新生儿衣服下段反折,使其脐部暴露在外面;

2. 观察新生儿脐轮有无红肿,脐部有无异常分泌物、出血及脐带脱落;

3. 当新生儿脐轮没有红肿,脐部没有异常分泌物、出血等情况时,可以进行以下脐部清洁:

(1)新生儿脐带尚未脱落期间,充分暴露脐窝部,用棉签蘸清洁水轻轻擦净脐残端和脐轮;让脐带暴露,自然干燥;

(2)待新生儿脐带完全脱落后,可用干净的干棉签擦拭脐根部,直到脐部分泌物消失 5 天为止(图 2-9-1)。

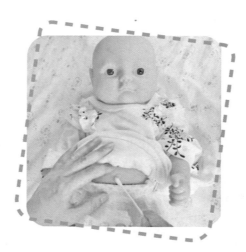

图 2-9-1 用干棉签清洁脐部

4. 当新生儿脐部有脓性分泌物、红肿、异味等情况时，可用无菌棉签蘸取 75％医用酒精，从脐根部开始，由里向外涂抹 2—3 遍，并保持干燥。如症状不缓解应及时就医，遵医嘱处理。

（三）整理

用过的棉签放入垃圾桶，整理好物品及新生儿衣物。

（四）洗手、记录

洗净双手，必要时记录日期、新生儿状态等信息。

四、操作注意事项

1. 更换尿布时，尿布要低于新生儿的脐部，同时给新生儿穿上清洁宽松的衣服，让脐部暴露在空气中。

2. 新生儿需每天进行一次脐部清洁，直到脐部分泌物消失 5 天为止。

3. 新生儿脐带未脱落前，不要强行剥离脐带，注意保持脐部的清洁干燥，以免造成感染及脐带脱落时间延长。

4. 清洁脐部时，动作要轻柔，避免过度用力，造成脐部出血。同时需要注意保暖，避免新生儿受凉。

第十节　全身清洁

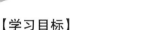

【学习目标】

1. 熟悉给婴幼儿擦浴和沐浴前的各项准备工作。
2. 熟练掌握给婴幼儿擦浴和沐浴的操作步骤。

一、擦浴

（一）适宜对象

0—3 岁婴幼儿

（二）操作准备

1. 物品准备

（1）毛巾 2 条（约 22 cm×22 cm，其中一条为备用毛巾）

（2）婴幼儿专用水盆 1 个

（3）温水（37—40℃）

（4）干净的婴幼儿衣物 1 套

（5）干净的尿布/婴幼儿纸尿裤 1 片

（6）大浴巾 1 条

（7）垃圾桶 1 个

2. 环境及个人准备

（1）选择合适的地点，一般在卫生间或婴幼儿卧室内；

（2）关上门窗，将环境温度调整到合适的范围内，温度一般为 24—26℃；

（3）若为长发，需将头发束起；

（4）摘去首饰、手表等，避免引起意外（如划伤婴幼儿皮肤）；

（5）提前修剪指甲；

（6）洗净双手，保持双手温暖。

（三）操作步骤及要点

1. 安抚情绪

操作前需保持婴幼儿情绪稳定、安静，在婴幼儿情绪不稳定时，可以用玩具逗引，使其保持情绪稳定。

2. 擦洗面部

（1）照养人把大浴巾铺在自己的膝盖上，让婴幼儿坐或躺在大浴巾上，也可让婴幼儿躺在床上，用大浴巾裹住婴幼儿；

（2）用拧干的干净湿毛巾为婴幼儿擦洗双眼、双耳、前额、两颊、鼻部、口鼻周围（图 2 - 10 - 1 至图 2 - 10 - 5）。

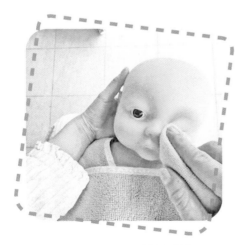
图 2 - 10 - 1　擦洗眼部

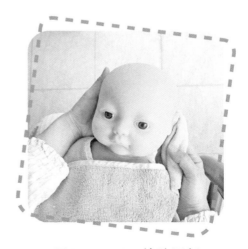
图 2 - 10 - 2　擦洗耳部

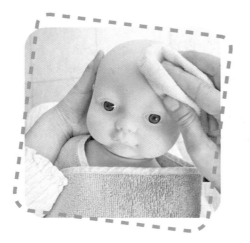

图 2‐10—3　擦洗额部

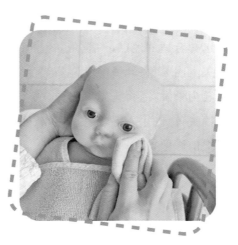

图 2‐10‐4　擦洗面颊

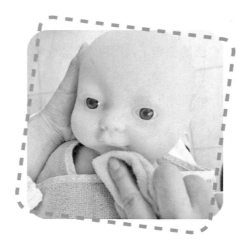

图 2‐10‐5　擦洗口周

3. 擦洗胸腹部

（1）解开婴幼儿的上衣；

（2）用拧干水分的湿毛巾从上到下擦洗其颈部、胸腹部（图 2‐10‐6）。

4. 擦洗上肢

（1）脱去婴幼儿的上衣，用大浴巾裹着婴幼儿；

（2）抬起婴幼儿的手臂擦洗其腋下、上臂、前臂、手掌及手指（图 2‐10‐7 和图 2‐10‐8）。

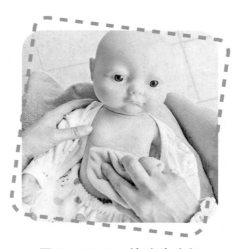

图 2‐10‐6　擦洗胸腹部

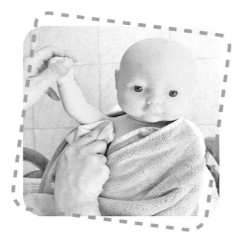

图 2 - 10 - 7　擦洗腋下

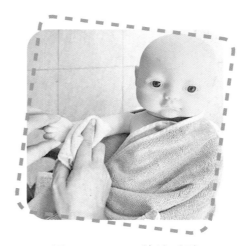

图 2 - 10 - 8　擦洗手臂

5. 擦洗背部

（1）让婴幼儿身体前倾，靠在照养人的手臂上；

（2）擦洗婴幼儿的肩膀及背部（图 2 - 10 - 9）。

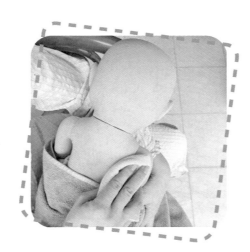

图 2 - 10 - 9　擦洗背部

6. 穿上衣服

先为婴幼儿穿上衣服的外侧袖管，再穿内侧袖管（图 2 - 10 - 10）。

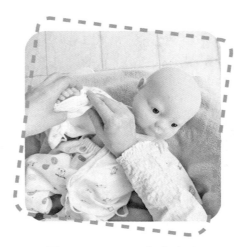

图 2 - 10 - 10　穿上上衣

7. 擦洗下肢

（1）脱去婴幼儿裤子和袜子；

（2）擦洗婴幼儿的大腿、小腿和脚，尤其注意清洁脚趾缝处的污垢（图 2 - 10 - 11 和图 2 - 10 - 12）。

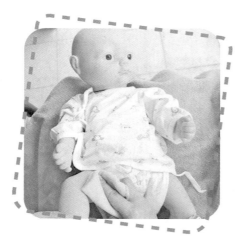

图 2 - 10 - 11　擦洗腿部

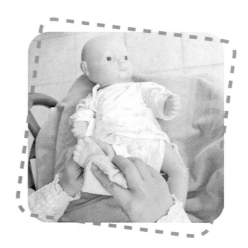

图 2 - 10 - 12　擦洗脚部

8. 清洗臀部，更换尿布/纸尿裤

（1）解开婴幼儿的尿布/纸尿裤，清洗其外阴和臀部（图 2 - 10 - 13）；

（2）为婴幼儿换上干净的尿布/纸尿裤，穿好裤子、袜子（图 2 - 10 - 14）。

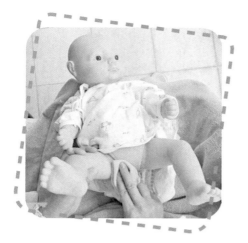 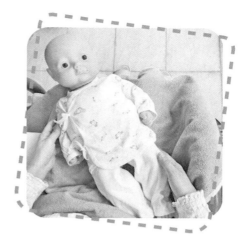

图 2－10－13　擦洗臀部　　　　　　图 2－10－14　穿好裤子

9. 整理

整理好物品及婴幼儿衣物。

10. 洗手、记录

洗净双手，必要时记录日期、婴幼儿状态等信息。

（四）操作注意事项

1. 1 岁以内的婴儿可以躺在照养人的大腿上擦浴，1 岁以后的幼儿可以躺在床上进行擦浴。

2. 天气寒冷、婴幼儿患病（尤其是严重的皮肤感染）、婴幼儿接种疫苗当天等情况下可以选择擦浴。

二、沐浴

（一）适宜对象

0—1 岁婴儿

（二）操作准备

1. 物品准备

（1）婴幼儿专用浴盆 1 个

（2）水温计 1 支

（3）温水（37—40℃）

（4）大浴巾 1 条

（5）毛巾 2 条（约 22 cm×22 cm，其中一条为备用毛巾）

（6）婴儿洗发露 1 瓶

（7）婴儿沐浴液 1 瓶

（8）75％医用酒精 1 瓶

（9）无菌棉签 1 包

（10）婴儿润肤液 1 瓶

（11）护臀霜 1 瓶

（12）干净的尿布/婴幼儿纸尿裤 1 片

（13）更换用的内衣、内裤 1 套

（14）垃圾桶 1 个

2. 环境及个人准备

（1）选择合适的地点，一般在卫生间或婴幼儿卧室内；

（2）关上门窗，将环境温度调整到合适的范围内，一般为 24—26℃，新生儿沐浴时环境温度为 26—28℃；

（3）若为长发，需将头发束起；

（4）摘去首饰、手表等，避免引起意外（如划伤婴儿皮肤）；

（5）提前修剪指甲；

（6）洗净双手，保持双手温暖。

（三）操作步骤及要点

1. 安抚情绪

操作前需保持婴儿情绪稳定、安静，在婴儿情绪不稳定时，可以用玩具逗引，使其保持情绪稳定。

2. 准备洗澡水

先放冷水再放热水，加水至婴儿平躺可没过婴儿的腹部，或坐位水平面位于婴儿的脐部，用手腕试水温或用水温计测温，将水温控制在 37—40℃。

3. 去除衣物

脱去婴儿的衣服，保留尿布/纸尿裤，用大浴巾包裹婴儿的全身。

4. 面部清洁

（1）将浸湿的毛巾拧干后依次清洁婴儿的双眼、双耳、前额、两颊、鼻部、口鼻周围、下颌

（图 2 - 10 - 15）；

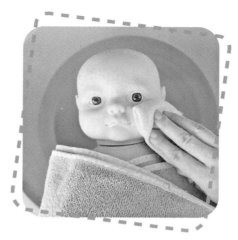

图 2 - 10 - 15　洗脸

（2）洗好一个部位后需要重新浸湿毛巾并拧干，再用同样的方式清洁下一个部位。

5. 头部清洁

（1）抱起婴儿，用左前臂托住婴儿的背部，左手托住婴儿的脑后部；左手拇指和中指堵住外耳道口，以免水流进入耳道；左肘臂弯和腹部夹住婴儿的臀部，使婴儿的头部位于脸盆上方；

（2）右手用小毛巾蘸水轻轻淋湿婴儿的头发，将少量婴儿洗发露倒在手掌里，揉出泡沫，涂抹在婴儿的头发上，轻轻揉搓；用清水冲洗干净头发，用毛巾擦干头发上的水分（图 2 - 10 - 16）。

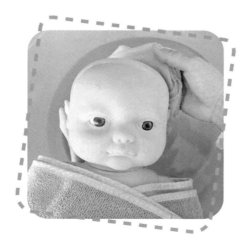

图 2 - 10 - 16　洗头

6. 躯干及四肢清洁

（1）取下包裹在婴儿身上的大浴巾，去除婴儿的尿布/纸尿裤（如果婴儿臀部有大便则必须洗净臀部后再将婴儿放入浴盆沐浴）。

（2）左手握住婴儿左臂，使婴儿身体靠在照养人的肩部，使其头部枕在照养人的手腕处，再以右前臂托住婴幼儿的双腿，用右手握住婴幼儿的左腿靠近照养人的腹沟处，再使其臀部位于照养人的手掌上，将婴儿的脚放入水中，然后降低身体其他部位，把婴幼儿轻轻放入浴盆中（如果婴幼儿不能坐稳，需让婴幼儿呈半躺半坐的姿势靠在照养人的左前臂上进行洗澡；如果婴幼儿能够坐稳，可以让其坐在浴盆里洗澡）。

（3）松开右手，用另一条小毛巾淋湿婴幼儿全身，然后为其涂抹婴儿沐浴液，按顺序清洗婴幼儿的颈部、腋下、上肢、前胸、腹部，右手托住婴儿的腋下，让婴幼儿趴在照养人的右手腕上，清洗婴儿的背部，再将婴幼儿继续枕于照养人的左前臂，按顺序清洗下肢、腹股沟、会阴、臀部，要注意洗净皮肤褶皱处（如腋窝、肘窝、腹股沟、腘窝），再用清水冲洗干净（图2-10-17和图2-10-18）。

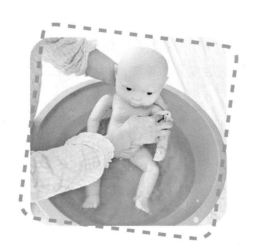
图 2-10-17　清洗上肢

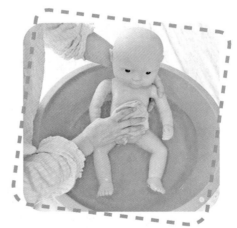
图 2-10-18　清洗胸腹部

7. 抱出浴盆

清洗干净后，用左手托住婴儿的颈和肩，右手托住婴儿的大腿，把婴儿抱出浴盆。

8. 擦干身上的水分

将婴儿放在大浴巾上，用大浴巾包裹住婴儿的身体，使之迅速擦干婴儿身上的水分（图2-10-19）。

新生儿要注意保暖，戴帽子。

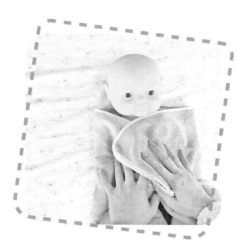

图 2 - 10 - 19　浴巾擦干水分

9. 脐部护理

用干棉签擦干脐部水分,之后需保持婴儿脐部的干燥(图 2 - 10 - 20)。

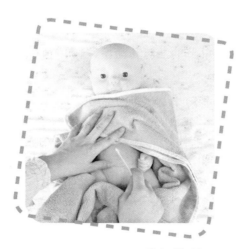

图 2 - 10 - 20　脐部护理

10. 臀部护理

在婴儿的臀部两侧及肛周皮肤处涂抹适量的护臀霜。

11. 皮肤护理

(1) 按照从上到下的顺序检查婴儿全身各部位的皮肤褶皱处,查看有无皮疹及皮肤破损;

(2) 取适量婴儿润肤液在照养人的手掌上,然后将润肤液均匀涂抹在婴儿的皮肤褶皱处,如婴儿平时皮肤干燥或有湿疹,干燥的皮肤或湿疹部位均要涂抹婴儿润肤乳,以防皮肤干燥,保护皮肤屏障功能。

12. 穿戴衣物

帮婴儿换好尿布/纸尿裤,将婴儿放在预先准备好的衣服旁,为其穿戴好衣物。

13. 鼻、耳、指(趾)甲护理

(1) 用两根棉签分别清洁婴儿的两侧鼻孔;

(2) 用两根干棉签分别清洁婴儿双耳的外耳道;

(3) 检查指(趾)甲,如过长,给婴儿修剪指(趾)甲。

14. 整理

用过的棉签放入垃圾桶,整理好物品及婴儿衣物。

15. 洗手、记录

洗净双手,必要时记录日期、婴儿状态等信息。

(四) 操作注意事项

1. 给新生儿洗澡,除了要注意保暖和安全以外,还要注意以下两点:

(1) 沐浴露可使皮肤表面上的油脂、污垢和微生物乳化,而后这些物质可轻松被清除。清水沐浴只能清除皮肤上大约65%的油脂和污垢,温和的婴儿沐浴露可以有效清除皮肤表面的粪便和尿液。

(2) 每次洗澡时间不要超过10分钟。因为婴儿的皮肤和照养人的皮肤相比更薄更娇嫩,洗澡时间过长也可能造成婴儿皮肤干燥。

2. 给0—6个月的婴儿沐浴时,应选用合适大小的婴儿浴盆。浴盆的高度应正好适合给婴儿沐浴,便于沐浴操作。

3. 当婴儿7—8个月,能够稳当地坐在浴盆里洗澡时,照养人可以在浴盆里放些玩具,让婴儿感受到沐浴的乐趣,沐浴时也要注意情感交流。

4. 在家庭中,1岁后的幼儿可以选择淋浴。

5. 应在喂乳前后一小时左右给婴儿沐浴,以免婴儿溢奶或呕吐。

6. 在用浴盆给婴儿沐浴时,注意水不要放太多,刚好到婴儿的脐部就可以了。洗澡时先洗婴儿的上半身,后洗下半身,先洗前面,后洗背部。

7. 沐浴中途如果需要加热水,必须先把婴儿抱出浴盆再加水,以免烫伤婴儿。

8. 对婴儿头部的皮脂结痂不要用力清洗,可先涂上植物油将婴儿头部浸润,待结痂松软后再轻轻洗净。

9. 照养人的动作需轻快,注意给婴儿保暖,减少婴儿洗澡时裸露的时间。

第十一节　衣物穿脱

【学习目标】

1. 熟悉给婴儿穿脱衣服前的各项准备工作。

2. 熟练掌握给婴儿穿脱衣服的操作步骤。

一、适宜对象

0—1岁婴儿

二、操作准备

(一) 物品准备

1. 开衫衣服1件

2. 套头衣服1件

3. 连体衣1件

4. 裤子1条

5. 干净的尿布1块/婴幼儿纸尿裤1条(备用)

(二) 环境及个人准备

1. 环境安静不嘈杂,一般以室内温度18—26℃,湿度50—60％为宜;

2. 若为长发,需将头发束起;

3. 摘去首饰、手表等，避免引起意外（如划伤婴儿皮肤）；

4. 提前修剪指甲；

5. 洗净双手，保持双手温暖。

三、操作步骤及要点

（一）安抚情绪

操作前需保持婴儿情绪稳定、安静，在婴儿情绪不稳定时，可以用玩具逗引，使其保持情绪稳定。

（二）脱开衫衣服

1. 让婴儿平躺或坐在床上，或者站立在地面上，帮婴儿由上向下解开衣服；

2. 先从衣服中拉出婴儿的左手，再拉出其右手。

（三）脱套头衣服

1. 先把衣服从下缘卷到婴儿的颈部（图2-11-1）；

2. 抓住婴儿的肘部，轻轻地从衣服中拉出胳膊（图2-11-2）；

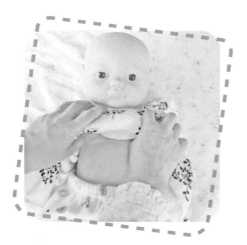 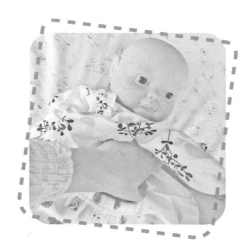

图 2-11-1　把衣服卷到颈部　　　图 2-11-2　抓住肘部拉出胳膊

3. 用一只手把婴儿的衣服撑开,另一手伸进衣服内侧撑住衣服,将套头衫绕开婴幼儿的头面部脱下,尽量不要触到婴儿的面部(图2-11-3)。

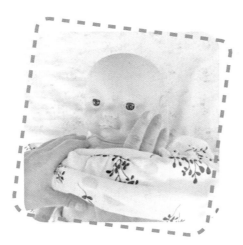

图2-11-3　用手撑衣服绕开头

(四) 脱裤子

1. 让婴儿平躺在床上,腿和脚对着照养人的方向,松开婴儿的上衣下摆(图2-11-4);

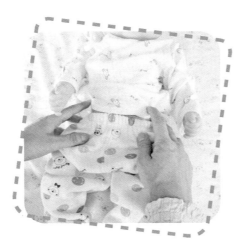

图2-11-4　松开上衣下摆

2. 一手提起婴儿的小腿,一手将裤腰褪至臀下,轻轻地将裤子完全脱下,也可用双手撑裤腰,将裤腰褪至臀下,用手轻轻拉住裤脚将裤子完全脱下(图2-11-5)。

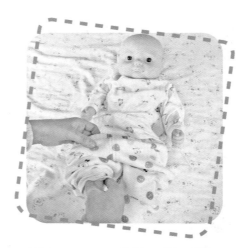

图 2-11-5　将裤腰褪至臀下

（五）穿开衫衣服

1. 让婴儿平躺在衣服上，也可以坐在或站在床上，使婴儿的脖子对准衣领的位置，照养人先将婴儿的一只手臂抬起来，再将婴儿的手臂放入袖子中，最后将婴儿的小手轻轻地拉出来（图 2-11-6）；

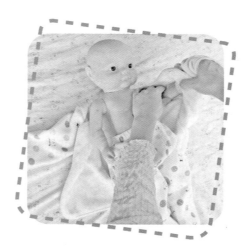

图 2-11-6　穿上衣袖

2. 抬起婴儿的另一只手臂，使其肘关节稍稍弯曲，将婴儿的小手放入袖子中，并将婴幼儿的小手拉出来；

3. 拉平婴儿穿好的衣服,帮婴儿系好衣服上的带子,扣上纽扣(图2-11-7)。

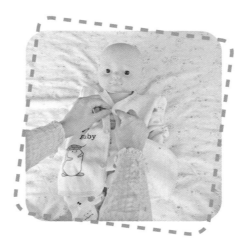

图2-11-7　由上向下扣上纽扣

（六）穿套头衣服

1. 让婴儿平躺在衣服上,也可以坐在或站在床上,将婴儿的上衣沿着领口挽成环状,并将领口拉宽(图2-11-8),接着先把上衣领口的后部套到婴儿的后脑勺(图2-11-9),然后再向前轻轻往下拉,在靠近婴儿脸部的时候,可用手把衣服平拖起来;

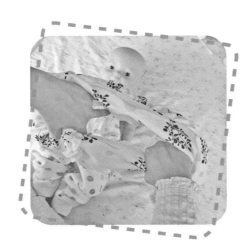
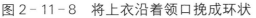

图2-11-8　将上衣沿着领口挽成环状

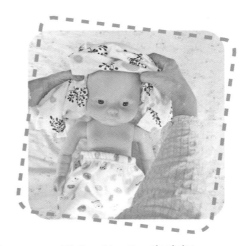

图2-11-9　套头部

2. 穿袖子时,需要先把衣服的一只袖子沿袖口挽成圆圈状,然后照养人把手从圆圈中间穿过去握住婴儿的手腕,并从袖圈中轻轻拉出婴儿的小手,接着顺势把衣袖套在婴儿的手

臂上,最后以同样的方式为婴儿穿另一只衣袖(图2-11-10);

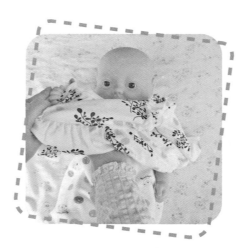

图2-11-10　穿袖子

3. 用一只手把婴儿的身体轻轻抬起,另一只手把上衣拉下去,对于坐着或站着的婴儿,直接把衣服的下摆拉下即可。

(七)穿连体衣

1. 先把连体衣上所有的扣子解开,让婴儿平躺在衣服上,使其脖子对准衣领的位置(图2-11-11);

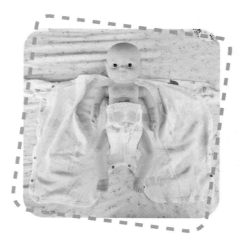

图2-11-11　婴儿平躺衣服上

2. 先为婴儿穿上衣袖(图 2 - 11 - 12),再穿裤腿;

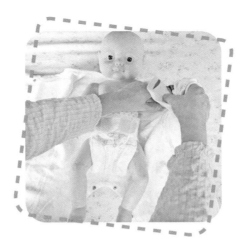

图 2 - 11 - 12　穿上衣袖

3. 为婴儿扣上衣服上的纽扣或系上带子(图 2 - 11 - 13)。

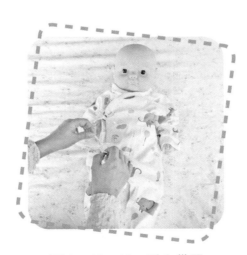

图 2 - 11 - 13　系上带子

(八) 穿裤子

1. 让婴儿平躺在衣服上,照养人先将手从裤管穿过去,然后握住婴儿的脚踝,将脚轻轻

地拉出去(图2-11-14);

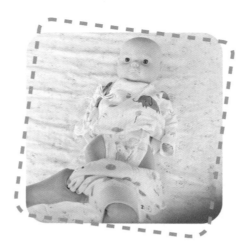

图2-11-14　穿裤腿

2. 用同样的方式穿上另一边的裤腿;

3. 为婴儿穿好两只裤腿后,然后抬起婴儿的臀部把裤子拉上去,也可抱起婴儿把裤腰提上去(图2-11-15),包住上衣的下摆,并把衣服整理平整。

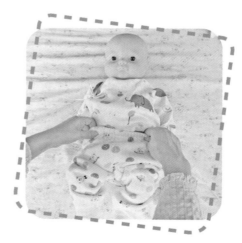

图2-11-15　提上裤腰

(九) 整理

整理好物品及婴幼儿衣物。

（十）洗手、记录

洗净双手，必要时记录日期、婴儿状态等信息。

四、操作注意事项

1. 动作要轻柔，避免强拉婴儿的手臂及腿。

2. 穿脱套头衣服时，避免衣服刮伤婴儿的面部。

3. 帮助 1 岁以下婴儿穿脱衣服，协助和引导 1—2 岁的幼儿自己穿脱衣服，鼓励 2—3 岁的幼儿自己穿脱衣服。

第十二节　婴儿抱姿

【学习目标】

1. 熟悉抱婴儿的各种方式。
2. 熟练掌握用不同方式抱婴儿的操作步骤。

一、适宜对象

0—1岁婴儿

二、操作准备

（一）物品准备

1. 背带兜1个
2. 干净的尿布/婴幼儿纸尿裤1片（备用）

（二）环境及个人准备

1. 环境安静不嘈杂，一般以室内温度18—26℃，湿度50—60%为宜；
2. 若为长发，需将头发束起；
3. 摘去首饰、手表等，避免引起意外（如划伤婴儿皮肤）；
4. 提前修剪指甲；
5. 洗净双手，保持双手温暖。

三、操作步骤及要点

（一）横抱

1. 用一只手托住婴儿的腰部和臀部,另一只手放到婴儿的头颈下方,再慢慢地把婴儿抱起,使婴儿的身体有依托,头不会往后垂;

2. 把婴儿的右手移向照养人的左臂弯,使婴儿的头部位于照养人左手的臂弯中,将婴儿横抱在臂弯里,稳稳地托住婴儿的头部、颈部、背部和臀部(图2-12-1)。

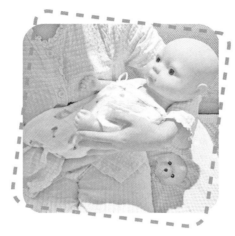

图2-12-1 横抱

（二）竖抱

1. 将婴儿抱直,使其趴在照养人的肩膀上,胸腹部贴着照养人的前胸;

2. 照养人的左手手臂绕过婴儿的背部,保护住婴儿右侧的手臂;右手托住婴儿的臀部;

3. 如果婴儿的头还不能竖稳,照养人应一只手托住婴儿的头部和颈部,另一只手托住婴儿的臀部(图2-12-2)。

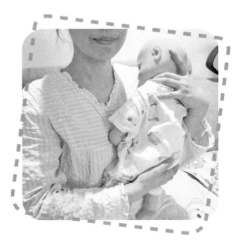

图2-12-2 竖抱

（三）面向前抱

1. 当婴儿稍大一些,可以较好地控制自己的头部时,让婴儿背靠着照养人的胸部;

2. 用一只手托住婴儿的臀部,另一只手护住婴儿的胸脯,这样让婴儿面向前方抱着婴儿,使婴儿能更好地观察面前的世界(图2-12-3)。

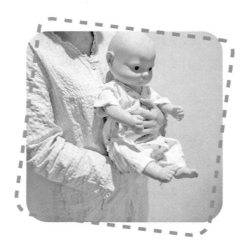

图 2-12-3　面向前抱

（四）髋部抱

1. 婴儿和照养人面对面,双腿分开,骑坐在照养人的髋部;

2. 照养人用一只手托住婴儿的臀部,另一只手护住婴儿的肩背部(图2-12-4)。

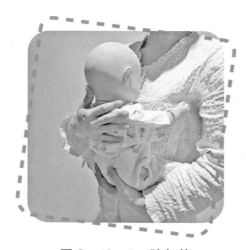

图 2-12-4　髋部抱

（五）背带兜抱

1. 检查背带兜是否完好、坚固；

2. 将背带兜的纽扣和带子都扣好，在腰部扣紧腰带；

3. 将一侧的背带套入同侧肩膀；

4. 抱起婴儿，让婴儿靠在肩膀上，此时需要注意托住婴儿的头，以免其受伤；

5. 身体向后倾，用胸腹部支撑着婴儿，再向上拉起兜袋，让婴儿的腿穿过兜袋的洞；

6. 用一只手托住婴儿，另一只手把肩带拉到肩膀上；

7. 双手将颈后部肩两侧的肩带扣在一起；

8. 检查婴儿在背带兜里是否安全舒适；

9. 采用不同的方式兜抱：

（1）横抱式：适合 0—4 个月的婴儿，这个姿势对婴儿来说是最舒适的，婴儿可以完全横向平躺在照养人的怀里（图 2-12-5）。

（2）纵抱式：适合 4—12 个月的婴儿，照养人可以更好地和婴儿互动（图 2-12-6）。

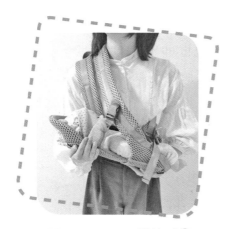

图 2-12-5　横抱式[①]

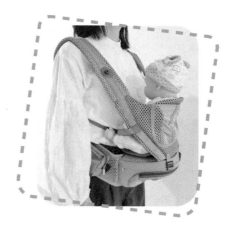

图 2-12-6　纵抱式

---

① 注：图 2-12-5 至图 2-12-7 由 CEEE 拍摄。

（3）前抱式：适合 6—12 个月的婴儿，可以满足婴儿对外界的好奇心，使其可以更好地观察世界（图 2-12-7）。

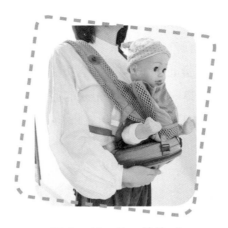

图 2-12-7　前抱式

四、操作注意事项

1. 当 0—6 个月的婴儿竖头不稳时，照养人在抱起婴儿时要注意保护其头颈部。

2. 抱婴儿时，动作要轻柔，不要过快过猛或突然抱起，也不要过度摇晃。

3. 不宜抱婴儿过久，以免婴儿养成习惯，总是需要照养人抱着。

4. 照养人使婴儿骑坐在胯部来抱婴儿时，如果婴儿觉得不够安全，小手会紧紧抓住照养人的肩膀；照养人还可以交替抬高左右腿，以此训练婴儿的平衡能力。

5. 使用背带兜前先检查各个插口是否完好扣紧，各部分有无破损。

6. 对于颈部肌肉尚未发育成熟的婴儿，应谨慎使用背带兜。

7. 使用背带兜的过程中不要做夸大的动作，以免婴儿的颈部受伤。

8. 连续使用背带兜不宜超过 2 小时。

9. 为使婴儿感到舒适，需在哺乳 30 分钟后再使用背带兜。

10. 使用背带兜时，应及时观察婴儿的大腿根部及臀部有无皮肤磨损状况。

本章图片来源

本章未标注图片均由谢丹拍摄。

本章主要参考文献

1. 白燕等.2019 新型冠状病毒感染儿童预防 20 问[J].中华实用儿科临床杂志，2020,35(2)：86-91.

2. 国家卫生和计划生育委员会办会厅.儿童口腔保健指导技术规范[Z].2013.

3. 美国妇女健康、产科和新生儿护理协会.新生儿皮肤护理—循证临床实践指南（第三版）[Z].2013.

4. 王卫平,孙锟,常立文.儿科学（第九版）[M].北京：人民卫生出版社,2018.

5. 中国妇幼保健协会.新生儿皮肤护理指导原则（第一版）[Z].2015.

6. 中华人民共和国国家卫生健康委员会.托育机构保育指导大纲（试行）[Z].2021.

7. 中华人民共和国国家卫生健康委员会.医务人员手卫生规范[Z].2019.

第三章

0—3 岁婴幼儿睡眠、排便及如厕照料

内容框架

0-3岁婴幼儿睡眠、排便及如厕照料

- 包被法
- 尿布/纸尿裤更换
- 便后清洁

第一节　包被法

【学习目标】

1. 熟悉包被法的各项准备工作。
2. 熟练掌握包被法的操作步骤。

一、适宜对象

0—1岁婴儿

二、操作准备

（一）物品准备

1. 薄毛毯或薄被1条
2. 婴幼儿润肤油1瓶
3. 毛巾1条（约20 cm×20 cm）
4. 干净的婴儿衣物1套
5. 干净的尿布1块/婴幼儿纸尿裤1条

（二）环境及个人准备

1. 环境安静不嘈杂，一般以室内温度18—26℃，湿度50—60％为宜；
2. 若为长发，需将头发束起；

3. 摘去首饰、手表等,避免引起意外(如划伤婴儿皮肤);

4. 提前修剪指甲;

5. 洗净双手,保持双手温暖。

三、操作步骤及要点

"包被法"能模拟子宫环境,会给婴儿带来熟悉的舒适感和安全感,从而使婴儿停止哭闹,安然入睡(图 3-1-1)。

1. 在床上铺上一条毯子或薄被作为包被,将包被的一角反折,然后把婴儿放在包被中间,肩膀和反折线对齐(图 3-1-1)。

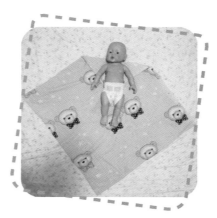

图 3-1-1 婴儿放在包被中间

2. 使婴儿的左臂紧贴在身体左侧,然后将右侧包被折到婴儿的右腋下(图 3-1-2 和图 3-1-3)。

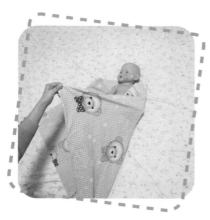 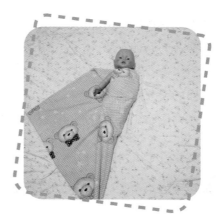

图 3-1-2 右侧包被向左折　　图 3-1-3 包被折到婴儿的右腋下

3. 把婴儿脚下方的包被折到右肩（图3-1-4）。

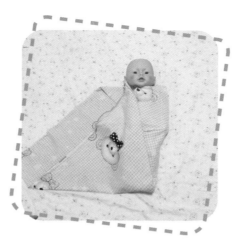

图3-1-4　脚下方包被折到右肩

4. 将左侧剩余的包被折到婴儿的左侧（图3-1-5和图3-1-6）。

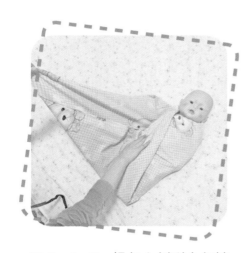

图3-1-5　提起左侧剩余包被

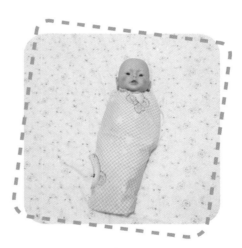

图3-1-6　折到婴儿的左侧

四、操作注意事项

"包被法"会限制婴儿的四肢自由活动,仅限于婴儿睡前哭闹时的安抚,切记不可作为日常的包裹方式。

第二节　尿布/纸尿裤更换

【学习目标】

1. 熟悉给婴幼儿更换尿布/纸尿裤前的各项准备工作。
2. 熟练掌握给婴幼儿更换尿布/纸尿裤的操作步骤。

一、适宜对象

0—3 岁婴幼儿

二、操作准备

（一）物品准备

1. 毛巾/薄被 1 条（约 20 cm×20 cm）
2. 干净的纯棉方形尿布 1 片（约 70 cm×70 cm）
3. 婴幼儿纸尿裤 1 片
4. 无菌棉签 1 包
5. 婴幼儿棉柔巾 1 包
6. 护臀膏 1 瓶
7. 小棉垫
8. 干净的婴幼儿衣物 1 套
9. 垃圾桶 1 个

（二）环境及个人准备

1. 一般以室内温度 18—26℃，湿度 50—60％为宜；

2. 若为长发，需将头发束起；

3. 摘去首饰、手表等，避免引起意外（如划伤婴幼儿皮肤）；

4. 提前修剪指甲；

5. 洗净双手，保持双手温暖。

三、操作步骤及要点

（一）保持愉快情绪

尽量保持婴幼儿情绪稳定、安静，在婴幼儿情绪不稳定时，可以用玩具逗引，使其保持情绪稳定、愉快。

（二）安置好婴幼儿

让婴幼儿平躺在舒适和坚固的平面上，如地板、床或小桌上，在婴幼儿的身下垫一块毛巾，使其感觉舒适安全，同时也防止在给婴幼儿换尿布/纸尿裤的时候把地板、床或小桌弄脏。

（三）更换尿布/纸尿裤

1. 更换尿布

（1）把一片干净的方形尿布铺在床上。

（2）把尿布先上下对折再左右对折，形成一个小正方形（图 3－2－1 和图 3－2－2）。

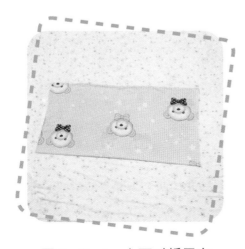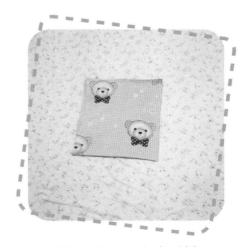

图 3－2－1　上下对折尿布　　　　图 3－2－2　左右对折

（3）拎起这个正方形左上角的一层布，向右拉出一个三角形（图3-2-3）。

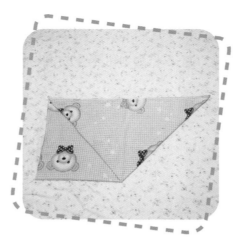

图3-2-3　向右拉出三角形

（4）将整个尿布翻过来（图3-2-4），把右侧的正方形向左折成一个长方形（图3-2-5）。

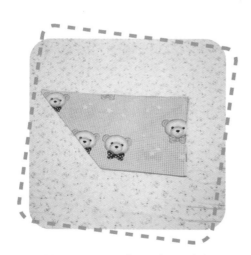

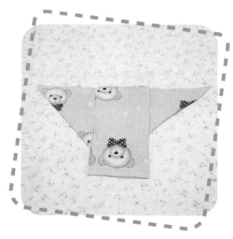

图3-2-4　把尿布翻过来　　　　图3-2-5　右侧对折成长方形

（5）打开婴幼儿身上脏污的尿布，一只手抓住婴幼儿的两个脚踝，轻轻抬起婴幼儿的臀部，另一只手用纸巾擦掉粪便。

（6）取下脏污的尿布，用柔软的棉签或婴幼儿护肤柔湿巾轻轻擦拭婴幼儿的外生殖器和臀部。

（7）在婴幼儿的臀部的上、下两面各垫一个小棉垫后，轻轻放下婴幼儿的脚踝，保证婴幼儿能够自由舒服地伸腿活动，同时避免尿湿被褥。

（8）取下小棉垫子，把婴幼儿的臀部放到叠好的干净尿布上（图3-2-6）。

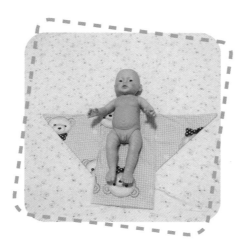

图3-2-6　把婴幼儿放在尿布上

（9）将中间的长条状尿布向上拉，盖住会阴部（图3-2-7）。

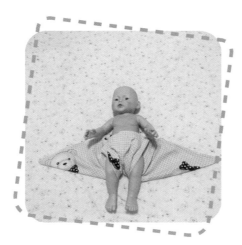

图3-2-7　长条状尿布向上拉

（10）将尿布两侧的三角形尿布向腹部中间靠拢，在会阴部上方打结系在一起（图3-2-8）。

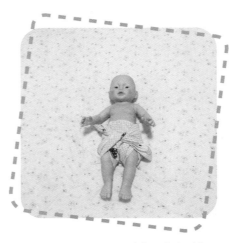

图3-2-8　两侧尿布打结

2. 更换纸尿裤

（1）一只手抓住婴幼儿的两个脚踝，轻轻抬起婴幼儿的臀部，另一只手把干净的纸尿裤有腰贴的半边放在婴幼儿的脏污的纸尿裤下面，干净的纸尿裤的顶端放在婴幼儿的腰部的位置（图3-2-9），之后轻轻放下婴幼儿的脚踝；

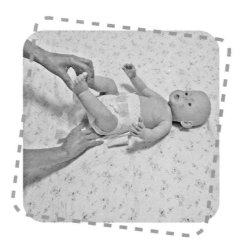

图3-2-9　放干净的纸尿裤

（2）把脏污纸尿裤的腰贴打开并对折（图3-2-10），以免粘住婴幼儿的皮肤；

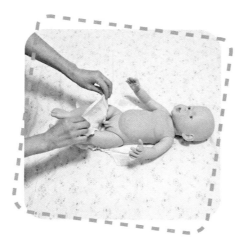

图3-2-10　打开脏纸尿裤

（3）拉下脏污的纸尿裤的前片，再次轻轻抬起婴幼儿的臀部，用纸巾擦掉粪便；

（4）将脏污的纸尿裤在婴幼儿的臀部下面对折，干净的一面朝上，防止婴幼儿的臀部上的脏物把干净的纸尿裤弄脏（图3-2-11）；

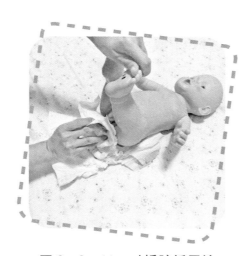

图3-2-11　对折脏纸尿裤

（5）用柔软的棉签或婴幼儿护肤柔湿巾轻轻擦拭婴幼儿的外生殖器和臀部（图3-2-12）；

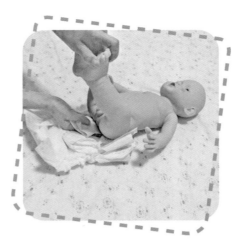

图 3-2-12　擦拭外生殖器和臀部

（6）取下脏污的纸尿裤,轻轻放下婴幼儿的脚踝,拉起干净纸尿裤的前片;

（7）贴好干净纸尿裤的腰贴,两侧腰贴要左右对称,纸尿裤不需要束缚太紧,放一指宽即可;

（8）调整纸尿裤大腿根部的褶边,用手指顺着婴幼儿的大腿根部捋一圈,让纸尿裤和婴幼儿的臀部更好地贴合（图 3-2-13）。

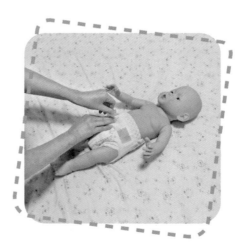

图 3-2-13　穿好新纸尿裤

（四）整理

给婴幼儿穿好衣服,整理好相关物品。

（五）洗手、记录

洗净双手，记录日期、婴幼儿状态等信息。

四、操作注意事项

1. 有些婴幼儿的肌肤对一次性尿布/纸尿裤中的护臀膏和润肤露成分比较敏感，会出现过敏导致变态反应性接触性皮炎等情况，此时建议选择柔软、可清洁的棉质尿布。

2. 不要等摸到尿布/纸尿裤湿了才换。原则上，一旦婴幼儿的尿布/纸尿裤脏了或湿了，就要及时更换尿布，以防婴幼儿的臀部长时间与尿液接触，引起尿布皮炎。

3. 给婴幼儿换尿布/纸尿裤的时候，可以和婴幼儿多交流，增进亲子关系。

4. 在换尿布/纸尿裤的过程中，避免将婴幼儿的双腿抬得过高，如果抬得过高，把婴幼儿整个后背都抬离床面，很容易伤到婴幼儿的脊椎。

5. 在换尿布/纸尿裤期间，照养人要时刻注意用手保护婴幼儿的身体，以免婴幼儿从床上跌落导致摔伤。

第三节　便后清洁

【学习目标】

1. 熟悉婴幼儿便后清洁前的各项准备工作。
2. 熟练掌握婴幼儿便后清洁的操作步骤。

一、适宜对象

0—3 岁婴幼儿

二、操作准备

（一）物品准备

1. 纸巾 1 包
2. 毛巾 1 条（约 22 cm×22 cm）
3. 婴幼儿护肤柔湿巾 1 包
4. 婴幼儿专用水盆 1 个
5. 温水（37—40℃）
6. 婴幼儿专用沐浴液 1 瓶
7. 婴儿润肤剂 1 瓶
8. 婴儿护臀膏 1 瓶
9. 垃圾桶 1 个

1. 将室内温度与湿度调整到合适的范围内,温度一般为 18—26℃,湿度为 50—60％;

2. 若为长发,需将头发束起;

3. 摘去首饰、手表等,避免引起意外(如划伤婴幼儿皮肤);

4. 提前修剪指甲;

5. 洗净双手,保持双手温暖。

三、操作步骤及要点

（一）安抚情绪

操作前需保持婴幼儿情绪稳定、安静,在婴幼儿情绪不稳定时,可以用玩具逗引,使其保持情绪稳定。

（二）准备温水

准备好一盆温水,先放冷水再放热水,用手腕试温,将水温控制在 37—40℃。

（三）清理大便

1. 打开尿布/纸尿裤,用手抓住婴幼儿的脚踝,轻轻抬起婴幼儿的臀部;

2. 把大便擦掉,然后折起尿布/纸尿裤,垫在婴幼儿的臀部底下,在随后的清洗中,这层垫子能够使铺在婴幼儿身下的毛巾不被弄湿。

（四）清洗臀部

1. 用流动的温水洗掉婴幼儿臀部上的大小便痕迹,要按从婴幼儿的腹部往臀部的方向进行清洗;

2. 将毛巾在温水中浸湿后,挤去多余的水分(或用婴幼儿护肤柔湿巾),轻柔地擦拭婴幼儿的腹股沟和大腿根的所有褶皱处,从里往外擦,清理时不要触碰到婴幼儿的外生殖器。

（五）清洗外生殖器

用流动的温水给婴幼儿清洗外生殖器,以下分别为男性婴幼儿和女性婴幼儿外生殖器清洗及保养要点:

1. 男性婴幼儿臀部清洗及保养要点

（1）用柔软的温湿毛巾清洗其下腹部、大腿根部和阴囊、阴茎;

（2）清洁阴茎时，要用手轻轻提起阴茎，由上向下清洗，清洁阴囊时，要用手轻轻托起阴囊再清洗；

（3）轻轻举起婴幼儿的双腿，清洗肛周及臀部；

（4）清洗完成后，扔掉垫在臀部下的脏尿布/纸尿裤，把婴幼儿放在铺展开的毛巾上；

（5）用垫在身下的毛巾轻轻按压婴幼儿的臀部（重点是褶皱处），将上面的水分吸干；

（6）将婴幼儿的臀部暴露在空气中1—2分钟。

2. 女性婴幼儿臀部清洗及保养要点

（1）使用柔软温湿毛巾进行清洗，特别注意要由前往后擦，依次清洁尿道口、阴道口、臀部、大腿根部及肛周，以防止肛门口的细菌进入阴道（图3-3-1和图3-3-2）；

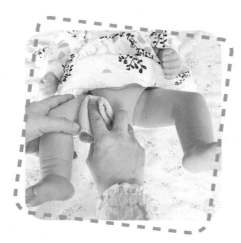

图3-3-1　清洁大腿根部

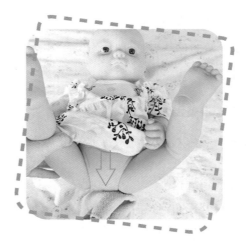

图3-3-2　清洁肛周及臀部

（2）清洗完成后，扔掉垫在臀部下的脏尿布/纸尿裤，把婴幼儿放在铺展开的毛巾上；

（3）用垫在身下的毛巾轻轻按压婴幼儿的臀部（重点是褶皱处），将上面的水分吸干；

（4）将婴幼儿的臀部暴露在空气中1—2分钟。

（六）皮肤护理

按需使用婴儿润肤露轻柔地涂抹于清洗后的皮肤上，为有可能发生尿布性皮炎的婴幼儿轻柔涂抹一层含氧化锌的温和无刺激的婴儿护臀膏。

（七）更换尿布/纸尿裤

给婴幼儿换上干净的尿布/纸尿裤。

（八）整理

整理好物品及婴幼儿衣物。

（九）洗手、记录

洗净双手，必要时记录日期、婴幼儿状态等信息。

四、操作注意事项

1. 清洗时动作要尽可能轻柔，太用力可能会损伤婴幼儿皮肤的角质层。

2. 用温和无刺激的婴儿沐浴液清洗尿布区皮肤，也可使用温和无刺激的婴儿湿巾轻柔擦拭清洁。

3. 男性婴幼儿和女性婴幼儿的身体结构不同，在清洗的时候要注意其不同点，采用不同方法进行清洗，女性婴幼儿应由前向后清洁臀部。

本章图片来源

本章未标注图片均由谢丹拍摄。

本章主要参考文献

1. 人力资源和社会保障部中国就业培训技术指导中心. 育婴员（基础知识）修订版［M］.北京：海洋出版社,2019.

2. 人力资源和社会保障部中国就业培训技术指导中心. 育婴员（五级）修订版［M］.北京：海洋出版社,2019.

3. 人力资源和社会保障部中国就业培训技术指导中心. 育婴员（四级）修订版［M］.北京：海洋出版社,2019.

4. 人力资源和社会保障部中国就业培训技术指导中心. 育婴员（三级）修订版［M］.北京：海洋出版社,2019.

5. 人力资源和社会保障部中国就业培训技术指导中心. 育婴员（初级）［M］.北京：中国劳动社会保障出版社,2013.

第四章

0—3岁婴幼儿运动促进

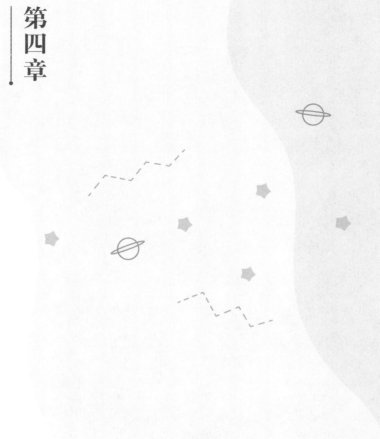

内容框架

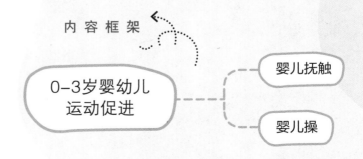

0-3岁婴幼儿运动促进 —— 婴儿抚触

0-3岁婴幼儿运动促进 —— 婴儿操

第一节　婴儿抚触

【学习目标】

1. 熟悉婴儿抚触前的各项准备工作。
2. 熟练掌握婴儿抚触的操作步骤。

一、适宜对象

0—1岁婴儿

二、操作准备

（一）物品准备

1. 温和无刺激的婴儿抚触油1瓶
2. 大浴巾1条
3. 干净的婴儿衣物1套
4. 干净的尿布/婴幼儿纸尿裤1片

（二）环境及个人准备

1. 环境安静不嘈杂，一般以室内温度26—28℃，湿度50—60％为宜；
2. 若为长发，需将头发束起；
3. 摘去首饰、手表等，避免引起意外（如划伤婴儿皮肤）；

4. 提出修剪指甲；

5. 洗净双手，保持双手温暖；

6. 双手涂少许婴幼儿润肤油。

三、操作步骤及要点

（一）安置好婴儿

脱去婴儿的衣服，把婴儿放在干净的床单或大浴巾上面。按需为婴儿更换尿布/纸尿裤，确保婴儿情绪稳定、无身体不适。

（二）进行抚触操作

抚触顺序为头面部、胸部、腹部、上肢、下肢、背部、臀部。

1. 头面部抚触

头面部抚触可缓解婴儿头面部紧绷，预防婴儿感冒。具体操作如下：

（1）抚触额部

双手涂抹抚触油，用两拇指的指腹自婴儿额部中央（图4-1-1）在眉弓上方沿眉弓向外滑行（图4-1-2）至颞部（即太阳穴），按压太阳穴（图4-1-3），一个动作为两拍，做1个八拍（即每个动作重复4次）。

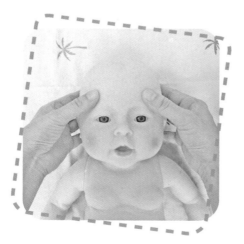 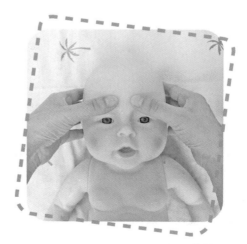

图4-1-1　由额部中央始　　　　　图4-1-2　沿眉弓上方向外滑行

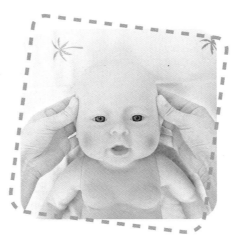

图 4-1-3 按压太阳穴

（2）抚触下颌部

用两拇指的指腹由婴儿下颌中央（图 4-1-4）分别向外上方（避开腮腺位置，图 4-1-5）推至耳前（图 4-1-6），划出微笑状，一个动作为两拍，做 1 个八拍。

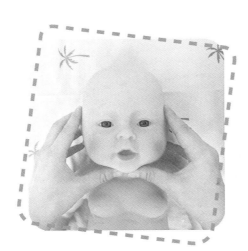

图 4-1-4 由下颌中央始

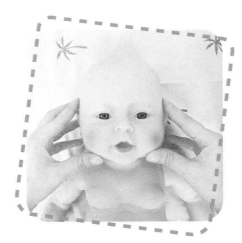

图 4-1-5 向外上方滑行

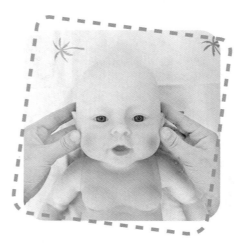

图 4 - 1 - 6 滑至耳前

（3）抚触头部

右手食指、中指、无名指的指腹从婴儿的左前发际（图 4 - 1 - 7）抚向左后发际（图 4 - 1 - 8）、耳部（图 4 - 1 - 9），像是画出 1 个"C"字，然后由中向外，最后由耳上方滑向耳后，像是画出大、中、小 3 个"C"字（图 4 - 1 - 10）。在"画"大"C"的上方靠近正中的位置，由左前发际（图 4 - 1 - 11）向后抚触至风池穴（在头额后面大筋的两旁与耳垂平行处，图 4 - 1 - 12），稍停顿，按压风池穴。抚触头右侧时，以同样的方式换手操作。一个动作为两拍，每侧做 1 个八拍，共做 2 个八拍。

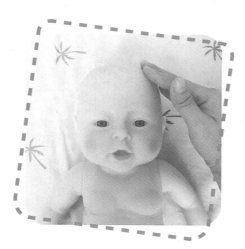

图 4 - 1 - 7 由左前发际始

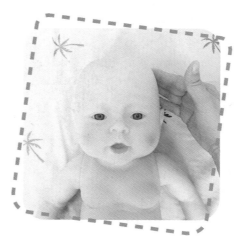

图 4 - 1 - 8 滑向后发际

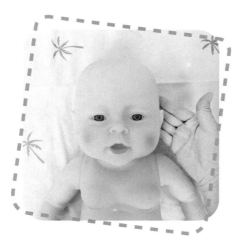

图4-1-9　滑向耳后

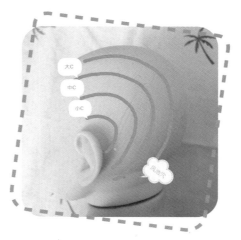

图4-1-10　"C"字抚触

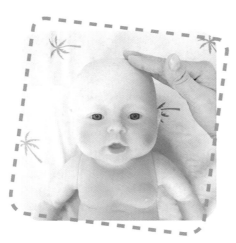

图4-1-11　由左前发际始

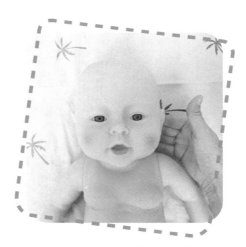

图4-1-12　按压风池穴

2. 胸部抚触

胸部抚触可以促进婴儿的呼吸循环。具体操作如下：

双手放在婴儿胸部的两侧肋缘，四指并拢，用右手的指腹或手掌外缘由左肋缘（图4-1-13）绕开乳头（图4-1-14），向上滑向婴儿的右肩（图4-1-15），左手以同样方法进行，像是在胸前画一个"X"（图4-1-16）。一个动作为两拍，做2个八拍。

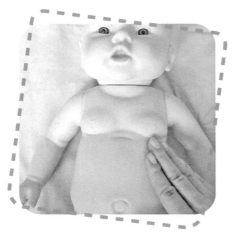

图 4 - 1 - 13　由左肋缘始

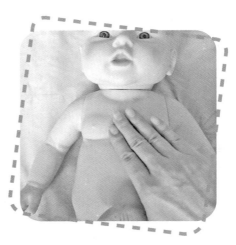

图 4 - 1 - 14　绕开乳头

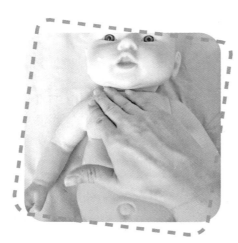

图 4 - 1 - 15　滑向右肩

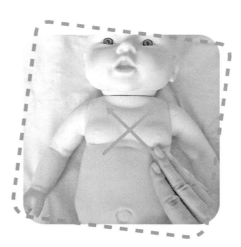

图 4 - 1 - 16　胸前画"X"

3. 腹部抚触

腹部抚触可以促进婴儿的胃肠蠕动。具体操作如下：

右手四指并拢，手指紧贴婴儿的腹部皮肤，从右下腹开始（图 4 - 1 - 17）至右上腹，再到左上腹（图 4 - 1 - 18），然后到左下腹，按顺时针方向摩压婴儿的腹部，像是画出一个开口向下的圆形（图 4 - 1 - 19）。注意在婴儿的脐痂未脱落前，不要抚触脐部的周围。一个动作为两拍，做 2 个八拍。

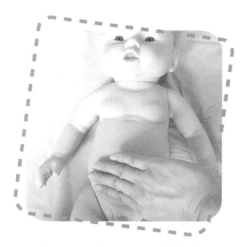 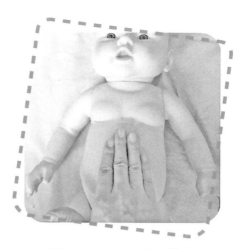

图 4-1-17　由右下腹开始　　　　　图 4-1-18　至上腹部

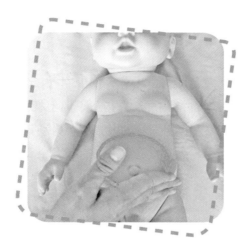

图 4-1-19　顺时针至左下腹

4. 上肢抚触

上肢抚触可以增加婴幼儿活动的灵活性。具体操作如下：

（1）手臂抚触

左手握住婴儿的右手，右手呈半圆形握住婴儿的上臂，从其上臂滑动至手腕，在滑行过程中一段一段地挤压上肢肌肉（图 4-1-20），然后用双手夹住婴儿的手臂，由上臂至手腕上下搓滚（图 4-1-21）。用同样的方法抚触婴儿的另一只手臂。每个动作做 1 个八拍，每侧做 2 个八拍，共做 4 个八拍。

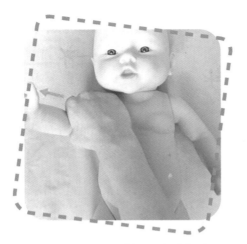
图 4-1-20　挤压手臂肌肉

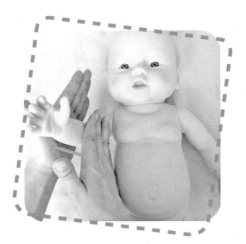
图 4-1-21　滚搓手臂

（2）手部抚触

　　用双手拇指指腹交替从下向上抚摸婴儿手掌心（图 4-1-22 和图 4-1-23），促进婴幼儿手指张开，做 1 个八拍，然后用食指、中指、拇指从下向上抚摸婴儿的每一根手指 1 次（图 4-1-24）。抚触完婴儿一只手后，再用同样的方式抚触另一只手。

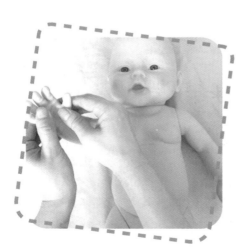
图 4-1-22　左拇指抚触掌心

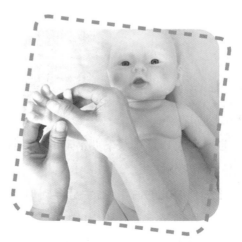
图 4-1-23　右拇指交替抚触

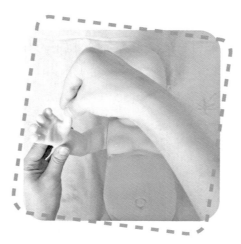

图4-1-24　抚触手指

5. 下肢抚触

下肢抚触的步骤类似于上肢抚触,可以促进婴儿运动协调能力的发展。具体操作如下:

(1) 腿部抚触

在抚触婴儿的腿部时,需先用左手握住婴儿的右脚,右手呈半圆形握住婴儿的右大腿,从大腿滑行至踝部,在滑行过程中要一段一段地挤压婴儿的腿部肌肉(图4-1-25)。然后用双手夹住婴儿的大腿,从婴儿的大腿处至踝部上下搓滚(图4-1-26)。用同样的方法抚触左腿。每个动作做1个八拍,每侧做2个八拍,共做4个八拍。

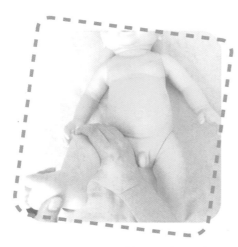

图4-1-25　挤压腿部肌肉

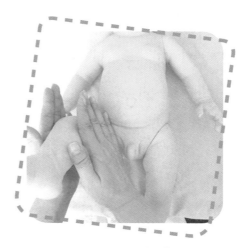

图4-1-26　滚搓腿部

(2) 足部抚触

用双手拇指的指腹交替抚摸婴儿足底,由足跟中间位置呈"Y"字型向上抚触,抚触至涌泉穴(蜷足时足前部凹陷处)后分向两侧抚触(图4-1-27),做1个八拍,然后用食指、中指、拇指抚触每一根脚趾1次(图4-1-28)。抚触完婴儿的一只脚后,再用同样的方式抚触另一只脚。

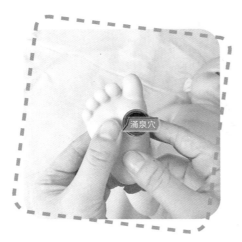

图4-1-27　抚触足底

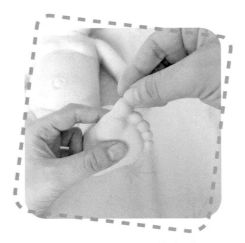

图4-1-28　抚触脚趾

6. 背臀部抚触

背臀部抚触有助于婴儿肌肉的舒缓。具体操作如下:

(1) 背部抚触

轻轻将婴儿翻过身,使其舒服地趴在床上,然后以婴儿的脊柱为中心,双手食指、中指并拢(图4-1-29),用指腹同时水平向外侧滑行(图4-1-30),由上至下遍及整个背部,不要按压脊柱。一个动作为两拍,共做2个八拍。

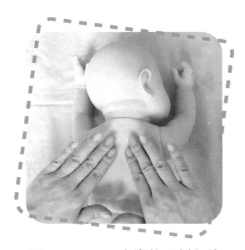

图4-1-29　由脊柱两侧向外

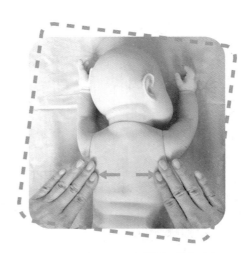

图4-1-30　水平向外抚触

（2）臀部抚触

双手由婴儿双肩沿脊柱两旁（图4-1-31）向下抚触至臀部（图4-1-32），两手食指、中指、无名指的指腹在婴儿臀部做环形抚触（图4-1-33），像是双手同时在画一个圆（图4-1-34）。一个动作两拍，共做2个八拍。

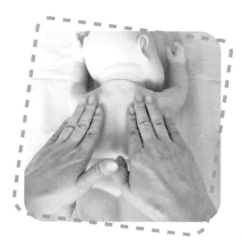

图4-1-31　由肩部向下

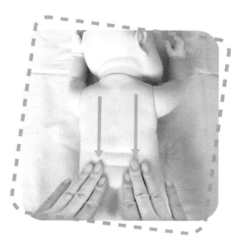

图4-1-32　抚触至臀部

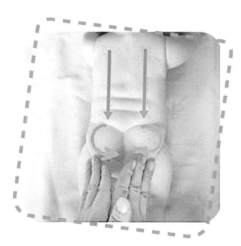

图4-1-33　双手向外画圆

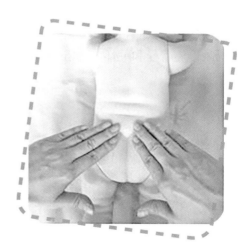

图4-1-34　抚触臀部

7. 活动四肢

在做完全身抚触后，婴儿的肌肉已完全放松，可以帮婴儿做一些简单的肢体运动。

（三）整理

1. 给婴儿穿好衣服；

2. 观察婴儿抚触后的情绪状态、精神状态及身体状态；

3. 对床单、浴巾、润肤油等用具进行清洁和整理，并将其放回原处。

（四）洗手、记录

洗净双手，对本次抚触情况进行简单记录。

四、操作注意事项

1. 每天抚触1—2次，每次10—15分钟。抚触时间应选择在沐浴后，午睡或晚上睡觉前，两次喂奶之间，婴儿清醒、不疲倦、不过饱、不饥饿、不烦躁、不哭闹时。

2. 抚触时应避免室内温度过低，以免婴儿受凉。

3. 抚触时，应动作轻柔，力度适当。

4. 抚触过程中如婴儿出现哭闹、肤色异常、呕吐等应暂停抚触，经过安抚没有好转，则应完全停止抚触。

5. 不必一定要把婴儿全身的各个部位都抚触完，也不必完全按照固定的顺序进行抚触，根据实际情况，结合婴儿的耐受情况，以婴儿舒适为主。

6. 头部抚触时，要注意避开婴儿的囟门。

7. 背部抚触时，如婴儿还不能抬头，可使其头部偏向一侧，以免影响婴儿的呼吸。

8. 抚触传递着爱和关怀，应通过目光、语言等与婴儿进行情感交流。

第二节　婴儿操

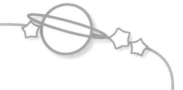

【学习目标】

1. 熟悉婴儿操前的各项准备工作。

2. 熟练掌握婴儿操的操作步骤。

一、适宜对象

0—1 岁婴儿

二、操作准备

(一) 物品准备

无。

(二) 环境及个人准备

1. 环境安静不嘈杂,一般以室内温度 18—26℃,湿度 50—60％为宜;

2. 若为长发,需将头发束起;

3. 摘去首饰、手表等,避免引起意外(如划伤婴儿皮肤);

4. 提出修剪指甲;

5. 洗净双手,保持双手温暖;

6. 双手涂少许婴幼儿润肤油。

三、操作步骤及要点

（一）1—6个月的婴儿被动操

以下每个动作都做4×4拍：

1. 上肢运动

（1）预备姿势

婴儿仰卧，照养人面对婴儿，双手将拇指放在婴儿的掌心，轻轻握住婴儿的双腕，婴儿的两臂放于体侧（图4-2-1）。

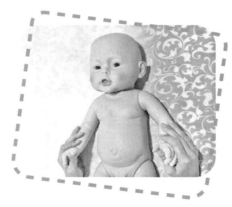

图4-2-1　预备姿势

（2）动作

两臂左右分开平举，掌心向上（图4-2-2）；两臂前伸，掌心相对（图4-2-3）；两臂上举至头的两侧，掌心向上（图4-2-4）；然后还原至预备姿势。

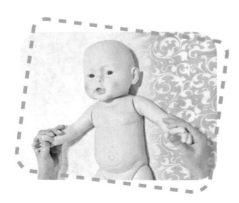

图4-2-2　两臂平举

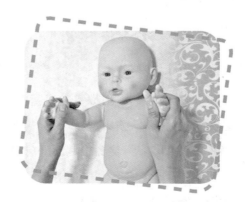

图4-2-3　两臂前伸

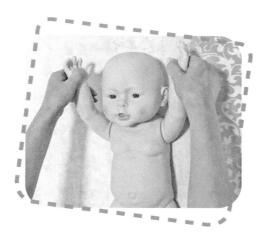

图 4-2-4　两臂上举

2. 肘部运动

（1）预备姿势

同第 1 节。

（2）动作

弯曲婴儿的右手触左肩（图 4-2-5）;左手做和右手相同的动作（图 4-2-6）,然后还原至预备姿势。

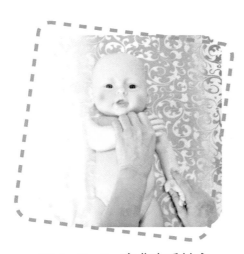

图 4-2-5　弯曲右手触肩

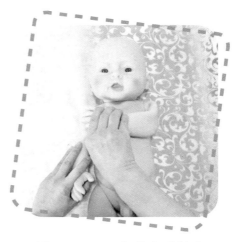

图 4-2-6　弯曲左手触肩

3. 扩胸运动

（1）预备姿势

同第 1 节。

（2）动作

两臂胸前交叉（图4-2-7）；两臂左右分开平举（图4-2-8），然后还原至预备姿势。

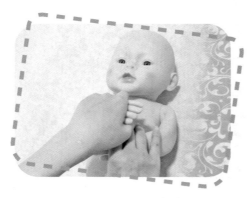 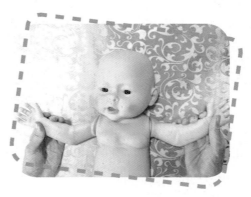

图4-2-7　两臂胸前交叉　　　　　图4-2-8　两臂左右分开平举

4. 上肢放松运动

（1）预备姿势

同第1节。

（2）动作

左臂轻松前举与桌面呈45°（图4-2-9），右臂做与左臂相同的动作，然后还原至预备姿势。

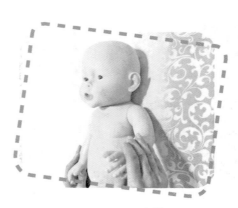

图4-2-9　左臂前举45°

5. 下肢运动

（1）预备姿势

婴儿仰卧，两腿伸直，照养人两手轻握婴儿的脚腕（图4-2-10）。

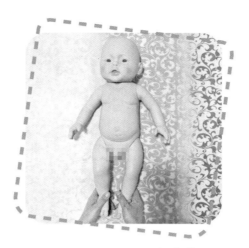

图 4 - 2 - 10　预备姿势

（2）动作

把婴儿的两腿同时伸屈到腹部（图 4 - 2 - 11），然后还原至预备姿势。

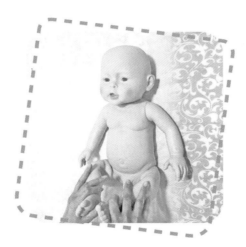

图 4 - 2 - 11　两腿伸屈到腹部

6. 两腿轮流屈伸

（1）预备姿势

同第 5 节。

（2）动作

左腿屈至腹部（图 4 - 2 - 12），右腿做和左腿相同的动作，然后还原至预备姿势。

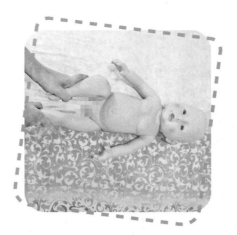

图4-2-12　右腿屈至腹部

7. 下肢伸直上举

（1）预备姿势

婴儿仰卧，两腿伸直，照养人轻轻握住婴儿的双膝。

（2）动作

把婴儿的两腿上举与躯干成直角（图4-2-13），然后还原至预备姿势。

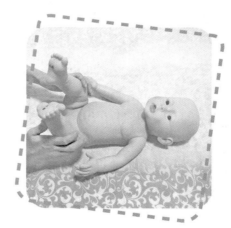

图4-2-13　两腿上举与躯干成直角

8. 下肢放松运动

（1）预备姿势

同第5节。

（2）动作

放松左腿与桌面呈45°（4-2-14），还原至预备姿势，左右腿轮换做。

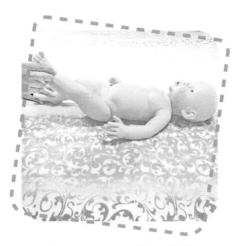

图 4 - 2 - 14　腿部放松

(二) 7—12 个月婴儿操

以下每个动作都做 4×4 拍:

1. 上肢绕肩运动

（1）预备姿势

婴儿仰卧,照养人面对婴儿,双手将拇指放在婴儿的掌心,轻握婴儿的双腕,婴儿的两臂放于体侧。

（2）动作

把婴儿的左臂拉向胸前(图 4 - 2 - 15),再由胸前向外上方环绕(图 4 - 2 - 16),然后置胸前,左右臂轮换做,然后还原至预备姿势。

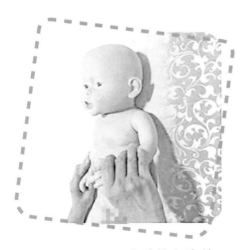

图 4 - 2 - 15　左臂拉向胸前

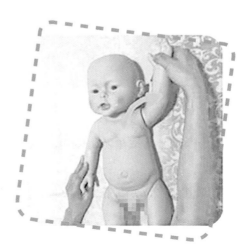

图 4 - 2 - 16　向外上方环绕

2. 扩胸运动

（1）预备姿势

同第 1 节。

（2）动作

两臂胸前交叉；两臂左右分开，平举掌心向上，然后还原至预备姿势。

3. 起坐运动

（1）预备姿势

同第 1 节。

（2）动作

将婴儿两臂拉向胸前（图 4-2-17），轻拉婴儿坐起（图 4-2-18），轻放婴儿仰卧，两臂下放，然后还原至预备姿势。

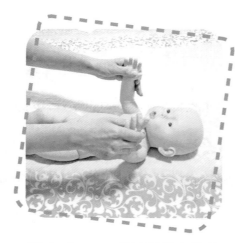 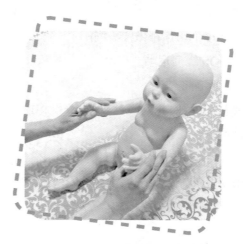

图 4-2-17　将两臂拉向胸前　　　图 4-2-18　轻拉婴儿坐起

4. 桥形运动

（1）预备姿势

婴儿仰卧，照养人站在婴儿体侧，左手托住婴儿的腰部。

（2）动作

托起婴儿的腰部，头脚不离开桌面，使婴儿的身体成桥形（图 4-2-19），然后还原至预备姿势。

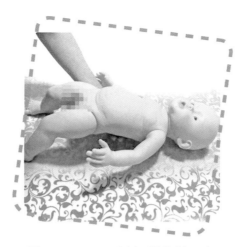

图 4-2-19　托起婴儿的腰部

5. 体后曲运动

（1）预备姿势

婴儿俯卧，照养人用两手抓住婴儿的两脚腕。

（2）动作

不断提起婴儿的两腿使婴儿的腹部离开桌面（图 4-2-20），然后还原至预备姿势。

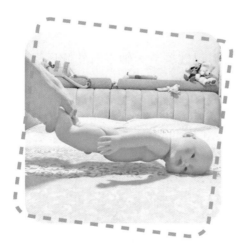

图 4-2-20　提腿腹部离开平面

6. 体前屈运动

（1）预备姿势

婴儿背向照养人站立，照养人右手扶住婴儿的腹部，左手按住婴儿的双膝，在婴儿前放一玩具（图 4-2-21）。

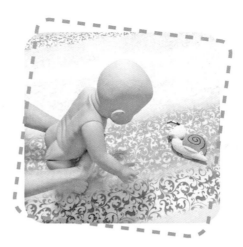

图 4 - 2 - 21　体前屈预备姿势

（2）动作

让婴儿弯腰捡拾桌上玩具,然后起立还原至预备姿势。

7. 下肢绕环运动

（1）预备姿势

婴儿仰卧,两腿伸直,照养人两手轻握婴儿的脚腕。

（2）动作

先将婴儿的左腿屈至腹部,以髋关节为轴心向外侧环绕一周放下,左右两腿轮换去做（图 4 - 2 - 22）。然后还原至预备姿势。

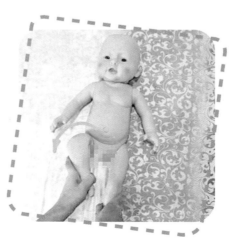

图 4 - 2 - 22　右下肢向外环绕

8. 跳跃运动

（1）预备姿势

婴儿面对照养人站立,照养人扶住婴儿的腋下,准备跳跃。

（2）动作

让婴儿的脚跟离开桌面,轻轻跳跃,并轻轻放下(图4-2-23)。然后还原至预备姿势。

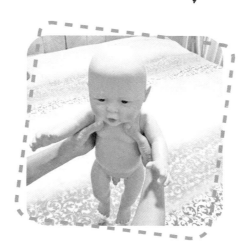

图4-2-23　扶腋下跳跃

四、操作注意事项

1. 婴儿容易出汗,做婴儿操时可以给婴儿少穿些衣服。

2. 动作要轻柔、和缓,有节奏,要循序渐进,避免操之过急给婴儿带来损伤。

3. 抚触时可以播放音乐,多和婴儿进行情感交流。

本章图片来源

本章图片未标注均由谢丹提供。

本章主要参考文献

1. 人力资源和社会保障部中国就业培训技术指导中心.育婴员（初级）〔M〕.北京：

中国劳动社会保障出版社,2013.

2. 人力资源和社会保障部中国就业培训技术指导中心. 育婴员(中级)[M]. 北京：
   中国劳动社会保障出版社,2013.

第五章

0—3岁婴幼儿常见家庭护理

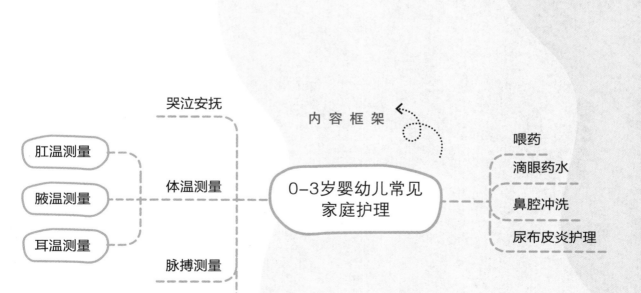

内 容 框 架

哭泣安抚

肛温测量 ┐

腋温测量 ┤ 体温测量

耳温测量 ┘

0-3岁婴幼儿常见家庭护理

脉搏测量

呼吸测量

喂药

滴眼药水

鼻腔冲洗

尿布皮炎护理

第一节　哭泣安抚

【学习目标】

1. 了解婴幼儿啼哭的常见原因。
2. 能对婴幼儿啼哭的原因作出正确判断。
3. 掌握婴幼儿常见啼哭的应对技巧。

一、适宜对象

0—2岁婴幼儿

二、操作准备

（一）物品准备

1. 婴儿奶瓶1个
2. 玩具若干个
3. 干净的尿布/婴幼儿纸尿裤1片（备用）
4. 干净的婴幼儿衣物1套
5. 被褥1套

（二）环境及个人准备

1. 环境安静不嘈杂，一般以室内温度18—26℃，湿度50—60％为宜；
2. 保证室内空气新鲜、流通；

3. 保持室内环境安静,避免各种噪声;

4. 室内光线柔和,如需安抚婴幼儿入睡,室内光线应暗一些,使用窗帘遮光;

5. 若为长发,需将头发束起;

6. 摘去首饰、手表等,避免引起意外(如划伤婴幼儿皮肤);

7. 提前修剪指甲;

8. 洗净双手,保持双手温暖。

三、操作步骤及要点

(一)根据啼哭的特点判断婴幼儿啼哭的原因

1. 正常的啼哭

婴幼儿正常的啼哭声抑扬顿挫,不刺耳,响亮且节奏感强,不流泪,均无伴随症状(如发热、咳嗽、呕吐、腹泻等),啼哭不会影响饮食、睡眠及玩耍,每次啼哭的时间较短。

2. 饥饿的啼哭

婴幼儿饥饿的啼哭声是有节奏的,伴随着闭眼、嚎叫、双腿蹬踹等动作,用手碰触婴幼儿面颊或嘴边等部位,婴幼儿会出现张嘴、吸吮的动作。婴儿出生第 1 个月时有一半啼哭是由于饥饿引起的,到第 6 个月,只有 30% 的啼哭是饥饿性啼哭,8 个月后逐渐学会用肢体动作表示对食物的需要,饥饿性啼哭会越来越少。

3. 尿湿性啼哭

尿湿性啼哭常出现在婴幼儿吃饱或睡醒后,哭声较小,不流泪,哭的同时两腿蹬踹,有时会边哭边扭动臀部。

4. 困倦性啼哭

困倦性啼哭一般表现很强烈,而且哭声还略有颤抖和跳跃,有时婴幼儿还会不耐烦地发出一声声嚎叫。

5. 温度不适性啼哭

当温度偏高或衣服被子太厚时,婴幼儿经常会出现温度不适性啼哭,哭声较高,并且四肢乱蹬乱伸,伴有面色发红,面部、背部甚至全身出汗,婴幼儿自己蹬开被子后,哭闹就会停止。当温度过低时,婴幼儿哭声低弱,身体少动,后颈、背部、手足冰凉,还会出现面色苍白的现象。

6. 发怒的啼哭

婴幼儿因发怒而啼哭时,声音往往有点失真。

7. 痛苦的啼哭

痛苦的啼哭通常是由腹部不适引起的，婴幼儿事先没有呜咽，也没有缓慢地哭泣，由于腹部疼痛多是阵发性的，婴幼儿会突然高声大哭，拉直了嗓门儿连哭数秒，疼痛缓解后哭声停止。

8. 恐惧和惊吓的啼哭

婴幼儿因恐惧和惊吓而产生的啼哭，一般会突然出现，声音强烈而刺耳，伴有间隔时间较短的嚎叫。

9. 引起他人注意的啼哭

引起他人注意的啼哭一般从婴儿出生第 3 周开始出现，先是长时间哼哼唧唧，低沉单调，断断续续，如果没人理会，婴幼儿就会大声哭起来。

（二）根据初步判断，采取合适的应对措施

1. 正常的啼哭

通过轻拍、抚摸、轻轻抱起后拍背、玩具逗引、以轻柔的语调说话或轻声吟唱摇篮曲等方式安抚婴幼儿的情绪，可以使婴幼儿停止哭泣（图 5 - 1 - 1 和图 5 - 1 - 2）。

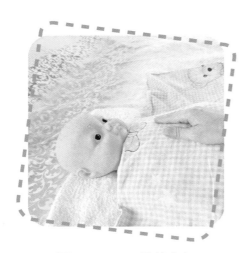

图 5 - 1 - 1　轻拍安抚

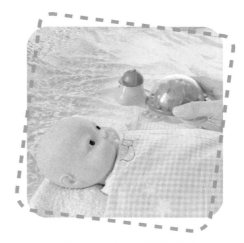

图 5 - 1 - 2　玩具逗引

2. 饥饿的啼哭

马上给婴幼儿喂奶，哭声就能停止（图 5 - 1 - 3）。

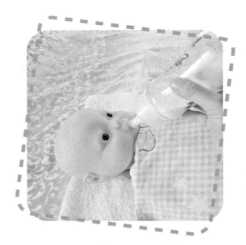

图 5 - 1 - 3　通过喂奶缓解饥饿性啼哭

3. 尿湿性啼哭

检查一下婴幼儿的尿布/纸尿裤,如果尿布/纸尿裤湿了,换一片新的尿布/纸尿裤,啼哭就可缓解(图 5 - 1 - 4)。

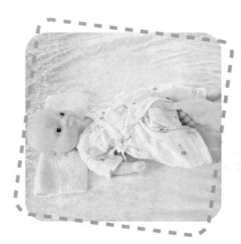

图 5 - 1 - 4　检查纸尿裤

4. 困倦性啼哭

把婴幼儿带到安静的房间,通常以轻拍、抚摸或轻声吟唱摇篮曲的方式使婴幼儿入睡。

5. 温度不适性啼哭

(1) 安抚温度过高引起的啼哭

用手摸婴幼儿的额头、脖子和耳朵等暴露在外面的部位,如果婴幼儿脖子和耳朵后面有汗,表示太热了,需要降低温度至 22—24℃或给婴幼儿换上合适厚度的衣服、被子。

（2）安抚温度太低引起的啼哭

用手摸婴幼儿的脚底或后颈部，如果温度很低，要给婴幼儿添加衣服、被子。

6. 发怒的啼哭

通过轻拍、抚摸、轻轻抱起后拍背、用玩具逗引、以轻柔的语调说话或轻声吟唱摇篮等方式安抚婴幼儿的情绪，可以使婴幼儿停止哭泣。

7. 痛苦的啼哭

痛苦的啼哭通常可能是腹部不适引起的，可以通过以下两种方式进行安抚：

（1）腹部按摩及热敷

用手在婴幼儿的腹部顺时针按摩，或在双手对掌摩擦温热后用手热敷婴幼儿的腹部，或用温热水袋热敷婴幼儿的腹部，观察婴幼儿的啼哭情况是否有所缓解（图5-1-5）。

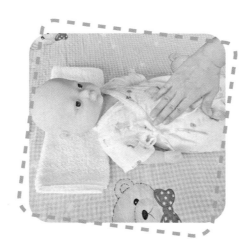

图5-1-5　抚触腹部

（2）趴式抱法

趴式抱法有助于安抚婴幼儿的哭闹，特别是对于肠绞痛或肠痉挛的婴幼儿有很好的效果。让婴幼儿趴在照养人的前臂上，脸朝外，头放在照养人的肘窝处，使婴幼儿的头部能够从照养人的手臂处获得支撑，用另一只手轻拍或抚摸婴幼儿的背部。在这个过程中要确保婴幼儿的头部和颈部始终获得照养人手臂的支撑（图5-1-6）。

如果通过以上两种方法还没有改善婴幼儿的啼哭情况，需及时到医院就诊。

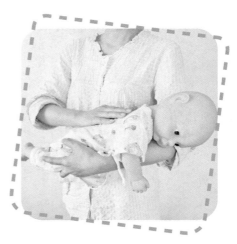

图5-1-6　趴式抱法

8. 恐惧和惊吓的啼哭

（1）通过轻拍、抚摸、轻轻抱起婴幼儿后拍背、轻声吟唱摇篮曲或用温和平静的语言告诉婴幼儿会有人在身边陪伴等方式安抚婴幼儿的情绪，给婴幼儿以安全感。

（2）了解婴幼儿恐惧的原因，耐心地向婴幼儿解释说明。

（3）带婴幼儿远离恐惧的环境，减轻婴幼儿的恐惧感，如保持室内环境安静、温馨、光线柔和等。

9. 引起他人注意的啼哭

及时关注婴幼儿，经常和婴幼儿互动，通过轻拍、抚摸、轻轻抱起后拍背、用玩具逗引、以轻柔的语调说话或轻声吟唱摇篮曲等方式安抚婴幼儿的情绪，可以使婴幼儿停止哭泣。

（三）整理

整理好物品及婴幼儿衣物。

（四）洗手、记录

洗净双手，必要时记录日期、婴幼儿状态等信息。

四、操作注意事项

1. 要注意婴幼儿啼哭时的表情和动作，初步判断哭泣的类型和原因。

2. 熟悉饥饿引起的啼哭声，如果判断为该类啼哭，应立即给婴幼儿喂奶，以免婴幼儿哭闹时间过久。

3. 如果处理后婴幼儿仍啼哭，需继续查找原因，改变处理方式，让婴幼儿停止哭泣；如果合理应对后，仍不能缓解啼哭，要及时带婴幼儿去医院就诊。

第二节　体温测量

【学习目标】

1. 能根据婴幼儿的情况选择适宜的体温计测量体温。
2. 熟悉测量婴幼儿体温前的准备工作。
3. 掌握测量婴幼儿体温的操作步骤。

一、肛温测量

（一）适宜对象

0—3 岁婴幼儿

（二）操作准备

1. 物品准备

（1）肛表体温计 1 支

（2）75％医用酒精 1 瓶

（3）无菌棉球 2 个

（4）卫生纸 2 张

（5）润滑油

（6）笔 1 支

（7）记录本 1 个

2. 环境及个人准备

（1）环境安静不嘈杂，一般以室内温度 18—26℃，湿度 50—60％为宜；

（2）若为长发，需将头发束起；

（3）摘去首饰、手表等，避免引起意外（如划伤婴幼儿皮肤）；

（4）提前修剪指甲；

（5）洗净双手，保持双手温暖。

（三）操作步骤及要点

1. 安抚情绪

操作前需保持婴幼儿情绪稳定、安静，当婴幼儿情绪不稳定时，可以用玩具逗引，使其保持情绪稳定。

2. 测量

（1）选择肛表体温计，检查体温计是否完好无损（图5-2-1）；

（2）将肛表体温计刻度甩至35.0℃以下；

（3）用棉球蘸取润滑油擦拭体温计的头端（图5-2-2）；

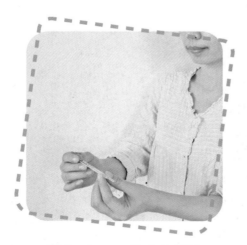
图5-2-1 检查体温计

图5-2-2 润滑水银端

（4）解开婴幼儿的裤子褪至大腿下1/3，取侧卧位，下肢屈曲；

（5）将已涂满润滑油的肛表水银头轻轻插入婴幼儿的肛门内3—4 cm（图5-2-3）；

（6）等待3—5分钟后取出，用卫生纸擦拭干净体温计（图5-2-4）；

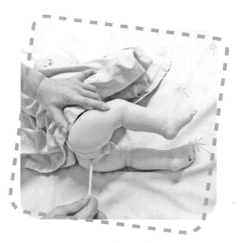
图 5-2-3　体温计插入肛门

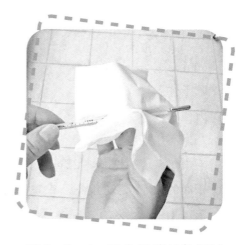
图 5-2-4　卫生纸擦拭体温计

（7）读数。

3. 整理

用 75％医用酒精棉球擦拭体温计后收好备用,给婴幼儿穿戴好衣物,整理好其他测量用具。

4. 洗手、记录

洗净双手,记录测量时间、测量值。

（四）操作注意事项

1. 肛表体温计测温时间短且准确,体温 36.5—37.5℃ 为正常水平,1 岁内婴儿、不合作以及昏迷休克的婴幼儿可采用此方法。

2. 测量前,将体温计刻度甩至 35.0℃ 以下。

3. 插入肛门时动作要轻,以免造成婴幼儿疼痛。

4. 取出体温计后,在读数前不可用力甩动体温计,以免水银柱移动,导致读数不准确。

5. 为了测量准确,体温计的读数应保留至 0.1℃。

6. 不要将测量肛温的体温计与测量腋温或口温的体温计混用。

7. 水银体温计容易破裂,在使用时需格外小心,以免对婴幼儿造成不必要的伤害。

二、腋温测量

（一）适宜对象

0—3 岁婴幼儿

(二)操作准备

1. 物品准备

(1)腋下体温计 1 支

(2)无菌棉球 1 个

(3)75％医用酒精 1 瓶

(4)毛巾 1 条(约 22 cm×22 cm)

(5)干净的尿布/婴幼儿纸尿裤 1 片(备用)

(6)笔 1 支

(7)记录本 1 个

2. 环境及个人准备

(1)环境安静不嘈杂,一般以室内温度 18—26℃,湿度 50—60％为宜;

(2)若为长发,需将头发束起;

(3)摘去首饰、手表等,避免引起意外(如划伤婴儿皮肤);

(4)提前修剪指甲;

(5)洗净双手,保持双手温暖。

(三)操作步骤及要点

1. 安抚情绪

操作前需保持婴幼儿情绪稳定、安静,在婴幼儿情绪不稳定时,可以用玩具逗引,使其保持情绪稳定。

2. 测量

(1)选择适合测量腋下体温的水银体温计,检查体温计是否完好无损(图 5-2-5);

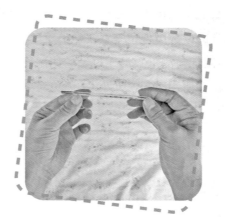

图 5-2-5 检查体温计

（2）将体温计刻度甩至35.0℃以下；

（3）用75％医用酒精棉球擦拭体温计（图5-2-6）；

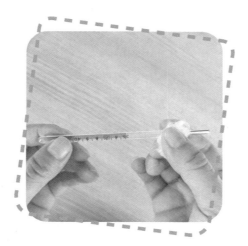

图5-2-6　用75％医用酒精棉球擦拭体温计

（4）解开婴幼儿的衣服或包裹物；

（5）抬高婴幼儿的一侧上臂，用干毛巾擦干腋下汗液（图5-2-7）；

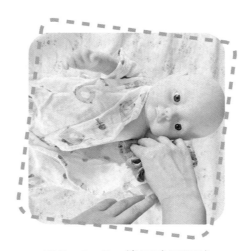

图5-2-7　擦干腋下汗液

（6）将体温计的水银端放在婴幼儿的腋窝中，使其紧贴皮肤（图 5-2-8）；

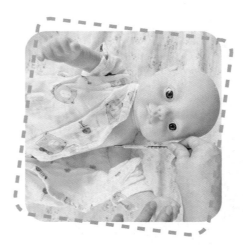

图 5-2-8　将体温计的水银端放入腋下

（7）将婴幼儿的上臂紧压腋窝，夹紧体温计（图 5-2-9）。

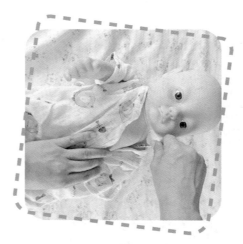

图 5-2-9　用手臂夹紧体温计

3. 读数

保持 5—10 分钟取出体温计，读数应保留到 0.1℃（保留小数点后 1 位，图 5-2-10）。

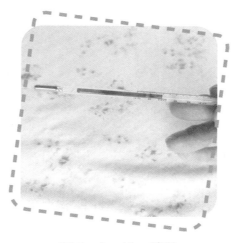

图 5-2-10 读数

4. 整理

用 75% 医用酒精棉球擦拭体温计后收好备用,给婴幼儿穿戴好衣物,整理好其他测量用具。

5. 洗手、记录

洗净双手,记录测量时间、测量值。

（四）操作注意事项

1. 用体温计测量腋温最常用,也最安全、方便,体温 36.0—37.0℃ 为正常水平。

2. 取出体温计后,在读数前不可用力甩动体温计,以免水银柱移动,导致读数不准确。

3. 取出体温计后,避免用手触摸体温计的水银端,以免自身体温高于婴幼儿体温,使水银柱上移,导致读数不准确。

4. 婴幼儿饮食、运动或哭闹后,等待至少 15 分钟后再测量体温,否则测量结果可能会不准确。

三、耳温测量

（一）适宜对象

10 个月—3 岁婴幼儿

（二）操作准备

1. 物品准备

（1）耳温枪 1 支

（2）无菌棉签 2 个

（3）无菌棉球 2 个

（4）75％医用酒精 1 瓶

（5）毛巾 1 条(约 22 cm×22 cm)

（6）干净的尿布/婴幼儿纸尿裤 1 片(备用)

（7）笔 1 支

（8）记录本 1 个

2. 环境及个人准备

（1）环境安静不嘈杂,一般以室内温度 18—26℃,湿度 50—60％为宜;

（2）若为长发,需将头发束起;

（3）摘去首饰、手表等,避免引起意外(如划伤婴幼儿皮肤);

（4）提前修剪指甲;

（5）洗净双手,保持双手温暖。

（三）操作步骤及要点

1. 安抚情绪

操作前需保持婴幼儿情绪稳定、安静,在婴幼儿情绪不稳定时,可以用玩具逗引,使其保持情绪稳定。

2. 测量

（1）检查耳温枪是否完好无损;

（2）如为免用耳套型耳温枪,可用酒精棉球清洁探头,注意探头前端光学玻璃是否干净,如有脏污用无菌棉签擦拭,如脏污无法清除,可沾酒精清洁,等待 5 分钟后再测量温度,以免测得温度偏低;如使用探头套型,酒精棉球清洁探头后安装干净的耳套(专人专用);

（3）打开电源开关,屏幕上出现"Ready",表示可以开始测量;

（4）让婴幼儿平躺在床上或将婴幼儿抱起,使脸侧向一方,1 岁以下婴儿使用耳温枪时,将耳部往后方拉固定,1 岁以上幼儿将耳部往后上方斜拉固定,使耳道趋向直线,让耳温枪探头对直鼓膜测量;

（5）按下测量键,当听到"哔"声时,表示测量动作完成。

3. 读数

将耳温枪自耳道取出,显示面板将显示测得温度。读数应保留到 0.1℃(保留小数点后1 位)。

4. 整理

用 75％医用酒精棉球擦拭探头,套上保护套,收好以备下次使用。

5. 洗手、记录

洗净双手,记录测量时间、测量值。

(四)操作注意事项

1. 为避免环境温度对耳温枪的影响,建议先将耳温枪放置室内大约 20 分钟后再进行测量,以获得较正确的数值。耳温测量 36.5—37.5℃是正常体温。

2. 由于外耳道并不是一条直线,测量时若耳道没有拉直,可能测到的是耳道表面温度,而非耳鼓膜温度,测得的温度将偏低。

3. 当耳朵被固定住时,探头宜尽量深入耳道以便贴近耳鼓,但不要用力以免让婴幼儿有疼痛的感觉。

4. 连续测量,两次间隔时间要超过 1 分钟。

5. 正常情况下,人的左右耳内的温度是不一样的,因此每次测量尽可能测同一个耳朵的温度。

6. 患中耳炎时耳道里有液体,会影响耳温计的测量结果,因此患中耳炎的婴幼儿不适合用耳温计测量体温。

第三节　脉搏测量

一、适宜对象

0—3 岁婴幼儿

二、操作准备

（一）物品准备

1. 秒表 1 只

2. 笔 1 支

3. 记录本 1 个

（二）环境及个人准备

1. 环境安静不嘈杂，一般以室内温度 18—26℃，湿度 50—60％为宜；

2. 若为长发，需将头发束起；

3. 摘去首饰、手表等，避免引起意外（如划伤婴幼儿皮肤）；

4. 提前修剪指甲；

5. 洗净双手,保持双手温暖。

三、操作步骤及要点

(一)安抚情绪

操作前需保持婴幼儿情绪稳定、安静,在婴幼儿情绪不稳定时,可以用玩具逗引,使其保持情绪稳定。

(二)测量

1. 将婴幼儿的手臂轻轻地放在床面或桌面上。

2. 照养人将食指、中指、无名指并拢,三指的指腹轻轻地平放在婴幼儿的桡动脉处(图5-3-1),按压的力量大小以能清楚地触到婴幼儿的脉搏搏动为宜(图5-3-2)。

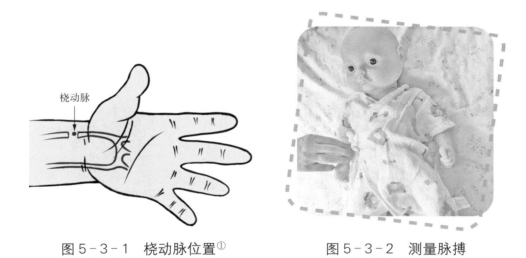

图 5-3-1　桡动脉位置①　　　　　　　图 5-3-2　测量脉搏

(三)计算

1. 测量时间为 30 秒,将测得的脉搏跳动次数乘以 2,通过计算得到 1 分钟脉搏跳动的次数;

2. 如果计算结果有异常,可直接测试婴幼儿 1 分钟的脉搏。

---

① 注:图 5-3-1 由康乐绘制。

（四）整理

整理好物品及婴幼儿衣物。

（五）洗手、记录

洗净双手，记录测量时间及测量值，必要时记录婴幼儿测量时的状态。

四、操作注意事项

1. 避免在婴幼儿剧烈哭闹、大笑、刚刚进食后或运动后测量，如果在上述情况下测量婴幼儿的脉搏，则会导致测量数值过高，可在婴幼儿平静一会儿后再行测量。

2. 不要用拇指测量脉搏，以防将拇指小动脉搏动与婴幼儿的脉搏相混淆。

3. 测量脉搏时，除了计算脉搏数目，还要注意婴幼儿脉搏的节律、强弱，如果搏动不规则、强弱变化明显，则说明婴幼儿的身体可能存在异常。

4. 正常情况下，婴幼儿年龄越小，心率越快。新生儿为 120—140 次/分，1 岁以内婴儿心率在 120 次/分左右，1—3 岁婴幼儿心率约为 110—120 次/分。

第四节　呼吸测量

【学习目标】

1. 熟悉测量婴幼儿呼吸前的各项准备工作。

2. 熟练掌握测量婴幼儿呼吸的操作步骤。

一、适宜对象

0—3 岁婴幼儿

二、操作准备

（一）物品准备

1. 秒表 1 只

2. 笔 1 支

3. 记录本 1 个

（二）环境及个人准备

1. 环境安静不嘈杂，一般以室内温度 18—26℃，湿度 50—60％为宜；

2. 若为长发，需将头发束起；

3. 摘去首饰、手表等，避免引起意外（如划伤婴幼儿皮肤）；

4. 提前修剪指甲；

5. 洗净双手,保持双手温暖。

三、操作步骤及要点

(一)安抚情绪

操作前需保持婴幼儿情绪稳定、安静,当婴幼儿情绪不稳定时,可以用玩具逗引,使其保持情绪稳定。

(二)测量

1. 让婴幼儿平躺在床上。
2. 仔细观察婴幼儿的胸部或腹部起伏的情况,一起一伏,则记为 1 次呼吸。

(三)计算

1. 测量时间为 30 秒,将测得的呼吸次数乘以 2,通过计算得到 1 分钟呼吸的次数。
2. 如果计算结果有异常,可直接测试婴幼儿 1 分钟的呼吸次数。

(四)整理

整理好物品及婴幼儿衣物。

(五)洗手、记录

洗净双手,记录时间及测量值,必要时记录婴幼儿测量时的状态。

四、操作注意事项

1. 避免在婴幼儿剧烈哭闹、大笑、刚刚进食后或运动后测量,如果在上述情况下测量,则会导致测量数值过高,可在婴幼儿平静一会儿后再进行测量。

2. 呼吸不规律的婴幼儿应当直接测量 1 分钟的呼吸次数。正常情况下,新生儿每分钟呼吸 40—45 次,1 岁以内婴儿每分钟呼吸约 30 次,1—3 岁幼儿每分钟呼吸约 25 次。

3. 测量过程中,除了计算呼吸数目,还应尽可能地观察婴幼儿的呼吸节律及深浅,如果呼吸不规则、强弱变化明显时,则说明婴幼儿的身体可能存在异常。

第五节　喂药

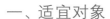

【学习目标】

1. 熟悉给婴幼儿喂药的各项准备工作。
2. 熟练掌握给婴幼儿喂药的操作步骤。

一、适宜对象

0—3岁婴幼儿

二、操作准备

（一）物品准备

1. 分药器1个（可用小刀代替）
2. 药杯1个
3. 小勺1个
4. 水杯1个
5. 温开水
6. 研钵1个
7. 杵1把
8. 量杯1个
9. 滴管1个

10. 针筒 1 个

11. 毛巾 1 条(约 22 cm×22 cm)

(二) 环境及个人准备

1. 环境安静不嘈杂,一般以室内温度 18—26℃,湿度 50—60％为宜;

2. 若为长发,需将头发束起;

3. 摘去首饰、手表等,避免引起意外(如划伤婴幼儿皮肤);

4. 提前修剪指甲;

5. 洗净双手,保持双手温暖。

三、操作步骤及要点

(一) 检查药品

准备适合婴幼儿的药品,检查药品的名称(是否适合婴幼儿使用)、有效期(是否在保质期内)、瓶体(检查瓶体是否有破损,以免药品被污染)、变质现象(有无颜色变化等)。如发现不适合婴幼儿使用,超过保质期,瓶体破损,有变色等变质现象时,则不能使用(图 5-5-1)。

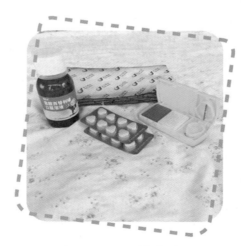

图 5-5-1 检查药品

(二) 准备药品

取适合婴幼儿服用的药量,药片需要用分药器切分(图 5-5-2),用研钵碾成粉末(图 5-5-3),药液需要用量杯量取(图 5-5-4)。

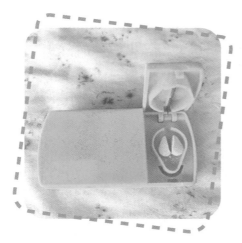

图 5-5-2　分药器切分药片

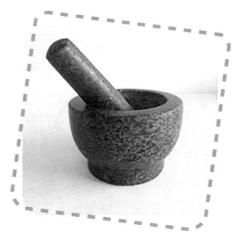

图 5-5-3　研磨药片

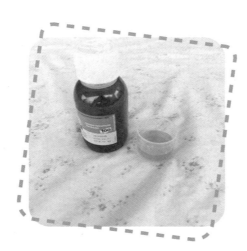

图 5-5-4　用量杯量取药液

（三）溶解药粉

在水杯中倒入温开水，将药粉倒入小药杯或小勺中，用少量温开水溶解。

（四）喂药

1. 在婴幼儿的胸前垫上毛巾；

2. 左手抱着婴幼儿，右手拿着小勺；

3. 先用小勺喂给婴幼儿少许温开水，然后再喂药，最后再喂一些温开水（图5-5-5）；

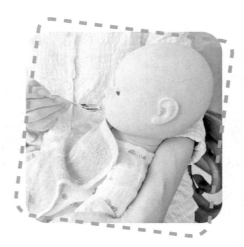

图 5-5-5 用小勺喂药

4. 也可以用滴管、去掉针头的小针筒来给婴儿喂药（图 5-5-6 和图 5-5-7）。

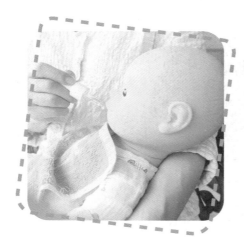

图 5-5-6 用滴管喂药

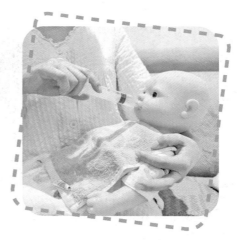

图 5-5-7 用针筒喂药

四、操作注意事项

1. 注意不要在婴幼儿大哭或吸气时喂药，以免婴幼儿发生呛咳。

2. 对于散剂药物，应先将药物倒入少许温开水内溶解后再喂给婴幼儿。

3. 油类药物，比如维生素 AD 滴剂、液体石蜡等，可滴在饼干、馒头等食物上或滴在粥内让幼儿服下；对于婴儿，则可以用滴管直接滴于口中，再喂些水。

第六节　滴眼药水

【学习目标】

1. 能够根据医生的处方给婴幼儿准备眼药水。

2. 熟悉给婴幼儿滴眼药水前的各项准备工作。

3. 熟练掌握给婴幼儿滴眼药水的操作步骤。

一、适宜对象

0—3 岁婴幼儿

二、操作准备

（一）物品准备

1. 眼药水 1 瓶

2. 无菌棉签 1 包

3. 无菌棉球 2 个

（二）环境及个人准备

1. 环境安静不嘈杂，一般以室内温度 18—26℃，湿度 50—60％为宜；

2. 若为长发，需将头发束起；

3. 摘去首饰、手表等，避免引起意外（如划伤婴幼儿皮肤）；

4. 提前修剪指甲；

5. 洗净双手，保持双手温暖。

三、操作步骤及要点

（一）检查眼药水

准备适合婴幼儿的眼药水，检查眼药水的名称（是否适合婴幼儿使用）、有效期（是否在保质期内）、瓶体（检查瓶体是否有破损，以免药品被污染）、变质现象（有无浑浊或絮状物、颜色变化等）。如发现不适合婴幼儿使用，超过保质期，瓶体破损，有浑浊、絮状物或变色等变质现象时，则不能使用（图5-6-1）。

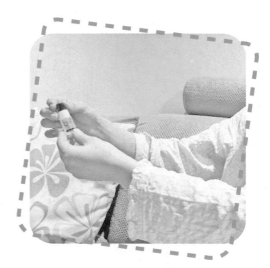

图5-6-1 检查眼药水

（二）清理眼部分泌物

如果婴幼儿眼睛里有分泌物，要先用棉球蘸取无菌生理盐水清洁眼部（图5-6-2），之后再滴眼药水。

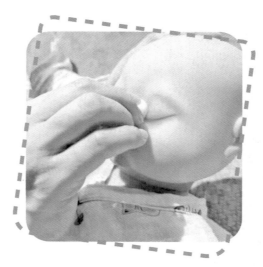

图5-6-2 用无菌棉球清洁眼部

（三）滴眼药水

1. 将眼药水瓶上下轻轻摇动，摇匀眼药水（图5-6-3）；

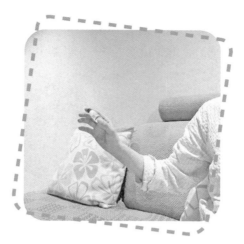

图 5-6-3　摇匀眼药水

2. 打开瓶盖后,把盖口朝上放置,避免污染(图 5-6-4);

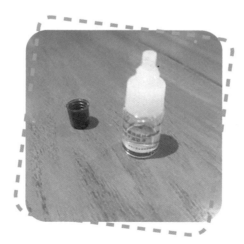

图 5-6-4　眼药水瓶的瓶盖口朝上放置

3. 左手拇指和食指轻轻分开婴幼儿的上下眼睑,将婴幼儿的下眼皮向下拉,与眼球分开,右手持眼药水,将药液滴入婴幼儿的眼睑(图 5-6-5);

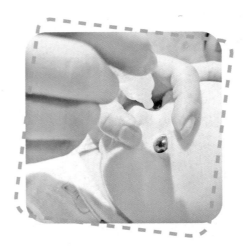

图 5-6-5　滴眼药水

4. 滴药后用手指按压婴幼儿的内眼角 3—5 秒钟即可。

四、操作注意事项

1. 滴眼药水时,瓶口需距婴幼儿眼睛 2 cm 左右,不要将药水直接滴在眼球上。

2. 滴眼药水不宜过多,滴药后用手指按压婴幼儿的内眼角,避免药物顺着泪道流入婴幼儿的鼻腔或口腔。

3. 不要给婴幼儿同时滴两种眼药水,两次滴眼药水应相隔 10 分钟以上。

第七节　鼻腔冲洗

【学习目标】

1. 熟悉给婴幼儿冲洗鼻腔前的各项准备工作。

2. 熟练掌握给婴幼儿冲洗鼻腔的操作步骤。

一、适宜对象

0—3 岁婴幼儿

二、操作准备

(一) 物品准备

1. 婴幼儿鼻腔护理喷雾器 1 瓶

2. 毛巾 1 条(约 22 cm×22 cm)

3. 纸巾 1 包

4. 垃圾桶 1 个

(二) 环境及个人准备

1. 环境安静不嘈杂,一般以室内温度 18—26℃,湿度 50—60％为宜;

2. 若为长发,需将头发束起;

3. 摘去首饰、手表等,避免引起意外(如划伤婴幼儿皮肤);

4. 提前修剪指甲；

5. 洗净双手,保持双手温暖。

三、操作步骤及要点

(一) 安抚情绪

操作前需保持婴幼儿情绪稳定、安静,在婴幼儿情绪不稳定时,可以用玩具逗引,使其保持情绪稳定。

(二) 检查喷雾器

检查婴幼儿鼻腔护理喷雾器的使用说明(是否适合婴幼儿使用)、浓度(一般护理采用0.9%浓度,急性炎症期可遵医嘱选用2%浓度)、有效期(是否在有效期内)、瓶体(检查瓶体是否完整,以免药品被污染)、变质现象(药品浑浊变色等)。如发现不适合婴幼儿使用,浓度不符合,超过保质期,瓶体破损,有浑浊、絮状物或变色等变质现象时,则不能使用。

(三) 冲洗鼻腔

1. 可在婴幼儿的胸前垫上毛巾；

2. 让婴幼儿平躺在床上,照养人站在婴幼儿的右侧,左手托起婴幼儿的头部,并将婴幼儿的头部略向右转(图 5-7-1)；

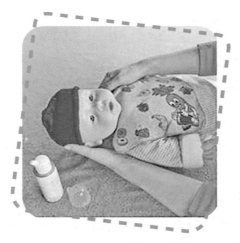

图 5-7-1 婴幼儿平躺床上

3. 使用前先试喷 1 次,看是否有雾液喷出(图 5-7-2);

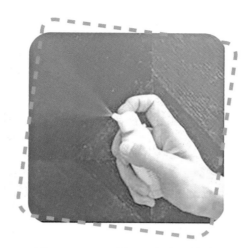

图 5-7-2　按压手动泵检查

4. 将喷嘴放入婴幼儿的左侧鼻孔内(图 5-7-3),快速地轻压手动泵(图 5-7-4),使生理性海水呈雾状喷入鼻孔,停顿几秒钟;

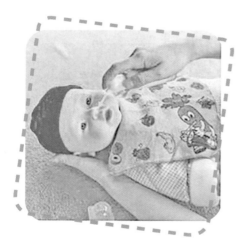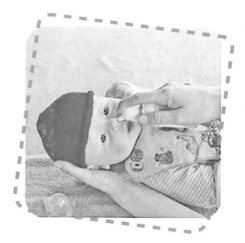

图 5-7-3　将喷嘴伸入鼻孔　　　　　图 5-7-4　轻压手动泵喷雾

5. 喷鼻后可能有鼻分泌物及多余的生理性海水流出鼻孔(图 5-7-5),用纸巾擦除婴幼儿鼻孔流出的鼻分泌物及多余的生理性海水(图 5-7-6),然后将婴幼儿的脸转向另一侧重复清洗动作;

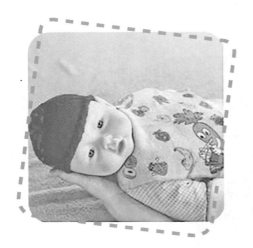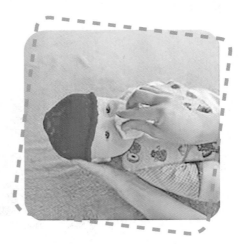

图5-7-5　分泌物或多余的雾液流出　　　图5-7-6　用纸巾擦拭

6. 将喷嘴取下用流动水清洗(图5-7-7)或肥皂水清洗,清洁后安装回瓶体上(图5-7-8),盖上防尘罩;

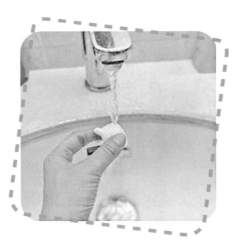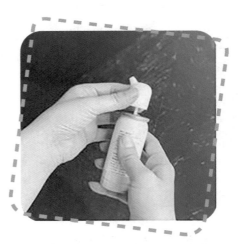

图5-7-7　用流动水清洗喷嘴　　　图5-7-8　将喷嘴安装回瓶体

7. 对于能坐稳的婴幼儿,照养人坐在椅子上,抱着婴幼儿。使其坐在自己身前,将婴幼儿的头稍往后仰,将喷嘴至于鼻孔前,快速地轻压手动泵,使喷雾器内的液体呈雾状喷入鼻孔(图5-7-9);

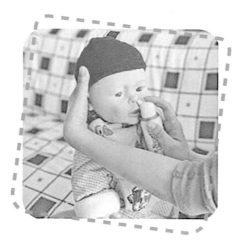

图 5 - 7 - 9 坐位冲洗鼻腔

8. 每次每侧鼻孔可喷 2—3 下,每天可喷 2—6 次。

四、操作注意事项

1. 当婴幼儿的鼻腔分泌物在鼻腔深处时,可以采用婴幼儿鼻腔护理喷雾器进行鼻腔冲洗。

2. 冲洗时如果婴幼儿哭闹不配合、出现鼻腔出血、咳嗽、呕吐、打喷嚏等现象时,应立即停止冲洗,待不适现象缓解后再冲洗。

3. 如果婴幼儿的鼻孔较小,选用的喷雾器喷嘴不能伸入鼻孔,可把喷嘴放在婴幼儿的鼻孔前(不用伸进鼻孔),轻按手动泵,喷雾器内的液体也会呈雾状喷进婴幼儿的鼻腔。

4. 冲洗时从婴幼儿鼻塞比较严重的一侧开始,以免由于鼻咽腔液压增高,引起婴幼儿的中耳炎。

5. 婴幼儿鼻腔护理喷雾器在避光、通风、干燥的环境中保存即可,为避免污染,开封后应尽快使用。不宜放于冰箱中冷藏,如果将其冷藏,使用时温度过低,会刺激婴幼儿的鼻黏膜。

第八节　尿布皮炎护理

【学习目标】

1. 熟悉尿布皮炎护理前的各项准备工作。
2. 熟练掌握尿布皮炎护理的操作步骤。

一、适宜对象

0—2 岁婴幼儿

二、操作准备

（一）物品准备

1. 纸巾 1 包
2. 婴幼儿护肤柔湿巾 1 包
3. 毛巾 1 条（约 22 cm×22 cm）
4. 婴幼儿专用水盆 1 个
5. 温水（37—40℃）
6. 干净的尿布/婴幼儿纸尿裤 1 片
7. 无菌棉签 1 包
8. 药膏 1 支（如氧化锌软膏）
9. 干净的婴幼儿衣物 1 套（备用）

10. 垃圾桶 1 个

（二）环境及个人准备

1. 环境安静不嘈杂，一般以室内温度 18—26℃，湿度 50—60％为宜；

2. 若为长发，需将头发束起；

3. 摘去首饰、手表等，避免引起意外（如划伤婴幼儿皮肤）；

4. 提前修剪指甲；

5. 洗净双手，保持双手温暖。

三、操作步骤及要点

（一）安抚情绪

操作前需保持婴幼儿情绪稳定、安静，在婴幼儿情绪不稳定时，可以用玩具逗引，使其保持情绪稳定。

（二）暴露臀部

1. 轻轻掀开婴幼儿下半身的被褥；

2. 打开尿布/纸尿裤；

3. 一只手抓住婴幼儿的脚踝，轻轻抬起婴幼儿的臀部；

4. 另一只手用尿布/纸尿裤的干净面，从前向后擦去婴幼儿的腹部、腹股沟、会阴、臀部等处的污物；

5. 向内对折尿布/纸尿裤，垫在婴幼儿的臀部的下面，暴露臀部（图 5-8-1）。

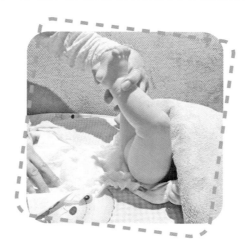

图 5-8-1　暴露臀部

(三) 清洗臀部

1. 将毛巾用温水浸湿后，拧干多余的水分，在臀部进行清洗(图5－8－2)；

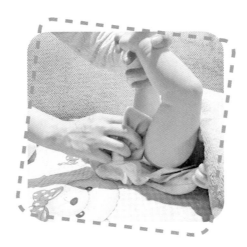

图5－8－2　清洗臀部

2. 然后用略挤干的毛巾轻轻擦干婴幼儿臀部处的水分；
3. 也可以用纸巾和湿巾清洗婴幼儿的臀部。

(四) 更换尿布/纸尿裤

将之前脏的尿布/纸尿裤取出，在婴幼儿的臀部下面垫上干净的尿布/纸尿裤(图5－8－3)。

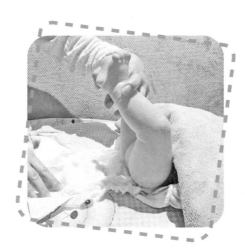

图5－8－3　换新纸尿裤

（五）涂药

根据医生的要求购买药膏，将蘸有药膏的棉签贴在婴幼儿的皮肤上轻轻滚动，均匀涂药，涂药面积应大于臀红部位（图5-8-4）。

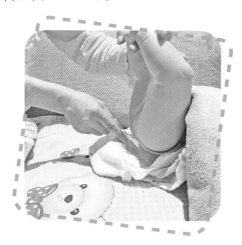

图5-8-4　涂抹药物

（六）穿好纸尿裤及衣裤

为婴幼儿更换新的尿布/纸尿裤（图5-8-5），如果婴幼儿的衣裤不小心被粪便弄脏了，也要及时更换。

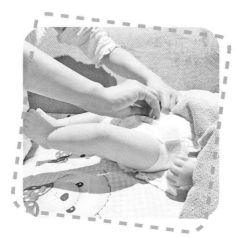

图5-8-5　穿好纸尿裤

（七）整理

将脏的纸尿裤卷折后放进垃圾桶内，清洁脏尿布。拉平婴幼儿的衣服，为其盖好被褥，整理好物品。

(八) 洗手、记录

洗净双手，必要时记录日期、婴幼儿的状态等信息。

四、操作注意事项

1. 进行尿布皮炎护理时，应注意保暖，避免婴幼儿受凉。

2. 应根据婴幼儿臀部皮肤的受损程度，遵医嘱选择适宜的油类或药膏。

3. 涂抹润肤露或药膏时，应将棉签贴在婴幼儿的皮肤上轻轻滚动，不可上下涂擦，以免加剧婴幼儿的疼痛感，导致皮肤脱落。

4. 当婴幼儿臀部的皮肤溃烂时，禁用肥皂水清洗。

5. 在气温或温度条件允许时，可以把尿布/纸尿裤垫在婴幼儿的臀下，让婴幼儿的臀部暴露于空气或阳光下 10—20 分钟。

6. 重度臀红的婴幼儿使用的尿布应煮沸，并在阳光下暴晒，以消灭细菌。

本章图片来源

本章图片未标注均由谢丹提供。

本章主要参考文献

1. 兰贯虹.育婴员实训教程(三级)[M].北京：海洋出版社,2019.

2. 兰贯虹.育婴员实训教程(四级)[M].北京：海洋出版社,2019.

3. 兰贯虹.育婴员实训教程(五级)[M].北京：海洋出版社,2019.

4. 人力资源和社会保障部中国就业培训技术指导中心.育婴员(初级)[M].北京：中国劳动社会保障出版社,2013.

5. 人力资源和社会保障部中国就业培训技术指导中心.育婴员(中级)[M].北京：中国劳动社会保障出版社,2013.

6. 王卫平,孙锟,常立文.儿科学(第九版)[M].北京：人民卫生出版社,2018.

7. 中国妇幼保健协会.新生儿皮肤护理指导原则(第一版)[Z].2015.

第六章 托育机构消毒

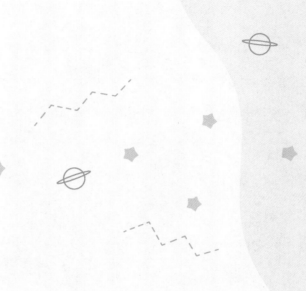

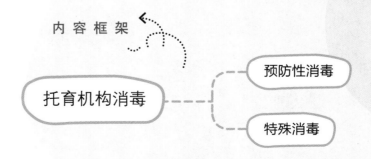

内容框架

托育机构消毒 ─── 预防性消毒

托育机构消毒 ─── 特殊消毒

第一节　预防性消毒

【学习目标】

1. 熟悉托育机构常用物品的预防性消毒方法。
2. 熟练掌握婴幼儿呕吐物及排泄物预防性消毒的操作步骤。

一、适宜对象

托育机构

二、操作准备

（一）物品准备

1. 流动水
2. 毛巾 1 条（约 22 cm×22 cm）
3. 消毒锅 1 个
4. 手套 1 副
5. 一次性医用外科口罩 1 个
6. 消毒剂 1 种（含氯消毒片：每片含有效氯 500 mg）
7. 量杯 1 个
8. 污物袋 1 个
9. 高压蒸汽灭菌设备 1 套

10. 浸泡容器 1 个

11. 搅拌棒 1 把

12. 婴幼儿专用便盆 1 个

13. 便盆刷 1 把

（二）环境及个人准备

1. 保持室内环境清洁、空气流通；

2. 若为长发，需将头发束起；

3. 摘去首饰、手表等，避免引起意外（如划伤婴儿皮肤）；

4. 修剪指甲；

5. 洗净双手。

三、操作步骤及要点

（一）空气的预防性消毒

1. 儿童活动室、卧室每日至少开窗通风 2 次，每次至少 10—15 分钟。在外界温度适宜、空气质量较好、保障安全性的条件下，可持续开窗通风。

2. 在不适宜开窗通风时，用移动式紫外线杀菌灯（按照每立方米 5 瓦计算紫外线杀菌灯管的需要量）照射消毒，每天 1 次，每次持续照射时间 60 分钟。

（二）餐具、炊具、水杯的预防性消毒

餐桌每餐使用前消毒；水杯每日清洗消毒，用水杯喝豆浆、牛奶等易附着于杯壁的饮品后，及时清洗消毒。

方法 1：煮沸消毒

被煮食具应全部浸没在水中，水沸后开始计算时间，煮沸消毒 15 分钟。

方法 2：蒸汽消毒

被蒸食具疏松放置，蒸汽消毒 10 分钟。

方法 3：消毒柜消毒

按产品说明使用餐具消毒柜、消毒碗柜消毒食具。

（三）毛巾类织物的预防性消毒

反复使用的餐巾每次使用后消毒，擦手毛巾每日消毒 1 次。

方法 1：暴晒消毒

将毛巾类织物用洗涤剂清洗干净后，在阳光直接照射下暴晒干燥，暴晒时不得相互叠夹，暴晒时间不低于 6 小时。

方法 2：煮沸消毒

将被煮物品全部浸没在水中，水沸后开始计算时间，煮沸消毒 15 分钟。

方法 3：蒸汽消毒

将被蒸物品疏松放置，蒸汽消毒 10 分钟。

方法 4：化学消毒法

配置适量有效氯浓度为 250—400 mg/L 的消毒液（相当于 5 L 水中加入 2.5—4 片含氯消毒片），将织物全部浸没在消毒液中，浸泡消毒 20 分钟，消毒后用生活饮用水将残留消毒剂冲净，将织物晾干。

（四）抹布的预防性消毒

方法 1：煮沸消毒

将抹布全部浸没在水中，水沸后开始计算时间，煮沸消毒 15 分钟。

方法 2：蒸汽消毒

将抹布疏松放置，蒸汽消毒 10 分钟。

方法 3：化学消毒

配置适量有效氯浓度为 400 mg/L 的消毒液（2.5 L 水中加 2 片含氯消毒片），将抹布全部浸没在消毒液中，浸泡消毒 20 分钟，直接控干或晾干存放；或用生活饮用水将残留消毒剂冲净后控干或晾干存放。

（五）餐桌、床围栏、门把手、水龙头等物体表面的预防性消毒

餐桌、床围栏、门把手、水龙头等婴幼儿易触摸的物体的表面每日消毒 1 次。

配置适量有效氯浓度为 100—250 mg/L 的消毒液（5 L 水中加 1—2.5 片含氯消毒片）；用抹布浸以消毒溶液，依次反复擦拭物体表面，静止 10—30 分钟后再用生活饮用水将残留消毒剂擦洗干净。

（六）玩具、图书的预防性消毒

1. 不能湿式擦拭、清洗的玩具和图书

每两周至少通风晾晒 1 次，暴晒时不得相互叠夹，暴晒时间不低于 6 小时。

2. 可以湿式擦拭、清洗的玩具

使用有效氯浓度为 100—250 mg/L 消毒液,表面擦拭、浸泡消毒 10—30 分钟,根据污染情况,每周至少消毒 1 次。

(七) 便盆、坐便器与皮肤接触部位、盛装吐泻物的容器的预防性消毒

1. 清洗便盆、坐便器及盛装吐泻物的容器。

2. 配置适量有效氯浓度为 400—700 mg/L 的消毒液(1 L 水中加 1 片含氯消毒片)。

3. 浸泡或擦拭消毒 30 分钟,浸泡消毒时,便盆或容器要全部浸没在消毒液中。

4. 用生活饮用水将残留消毒剂冲净后控干或晾干存放。

四、操作注意事项

1. 使用液应现配现用,使用时限不超过 24 小时,不得暴露摆放。

2. 未加防锈剂的含氯消毒剂对金属有腐蚀性,不应用于金属制品的消毒。加防锈剂的含氯消毒剂对金属制品消毒后,应用清水冲洗干净,干燥后使用。

3. 含氯消毒剂对织物有腐蚀和漂白作用,不应用于有色织物的消毒。

4. 使用符合国家标准或规定的消毒器械和消毒剂,环境和物品的预防性消毒方法应当符合要求。

第二节　特殊消毒

【学习目标】

1. 熟悉托育机构常用物品的特殊消毒方法。
2. 熟练掌握婴幼儿呕吐物及排泄物特殊消毒的操作步骤。

一、适宜对象

婴幼儿

二、操作准备

（一）物品准备

1. 流动水
2. 毛巾 1 条(约 22 cm×22 cm)
3. 消毒锅 1 个
4. 手套 1 副
5. 一次性医用外科口罩 1 个
6. 医用乳胶手套 1 副
7. 消毒剂 2 种(含氯消毒片：每片含有效氯 500 mg,含氯消毒粉：每袋 20 g,有效氯含量为 12％—14％)
8. 量杯 1 个
9. 污物袋 1 个

10. 高压蒸汽灭菌设备 1 套

11. 隔离衣 1 套

12. 浸泡容器 1 个

13. 搅拌棒 1 把

14. 婴幼儿专用便盆 1 个

15. 便盆刷 1 把

（二）环境及个人准备

1. 保持室内环境清洁、空气流通；

2. 若为长发，需将头发束起；

3. 摘去首饰、手表等，避免引起意外（如划伤婴儿皮肤）；

4. 修剪指甲；

5. 洗净双手。

三、操作步骤及要点

（一）环境及各类家具、玩具的特殊消毒

1. 对细菌繁殖体污染物品的消毒

（1）配置适量的含有效氯 500 mg/L 的消毒液（1 L 水中加 1 片含氯消毒片）；

（2）用抹布、拖把浸以消毒溶液，依次反复擦拭家具表面及地面，作用 10 分钟以上，再用清水擦洗干净；

（3）将玩具在消毒液中浸泡 10 分钟以上，再用清水清洗干净。

2. 对经血液传播病原体、分枝杆菌、细菌芽孢污染物品的消毒

（1）配置适量的含有效氯 2 000 mg/L 的消毒液（1 L 水中加 4 片含氯消毒片）；

（2）用抹布、拖把浸以消毒溶液，依次反复擦拭家具表面及地面，作用 30 分钟以上，再用清水擦洗干净；

（3）将玩具在消毒液中浸泡 30 分钟以上，再用清水清洗干净。

（二）衣物、毛巾和床上用品的特殊消毒

1. 对细菌繁殖体污染物品的消毒

（1）配置适量的含有效氯 500 mg/L 的消毒液（1 L 水中加 1 片含氯消毒片）；

（2）将衣物、毛巾、床上用品等待消毒物品浸没于装有含氯消毒液的容器中，加盖，浸泡

30 分钟以上,再用清水清洗干净。

2. 对经血液传播病原体、分枝杆菌、细菌芽孢污染物品的消毒

(1)配置适量的含有效氯 2 000 mg/L 的消毒液(1 L 水中加 4 片含氯消毒片);

(2)将衣物、毛巾、床上用品等待消毒物品浸没于装有含氯消毒液的容器中,加盖,浸泡 30 分钟以上,再用清水清洗干净。

(三)患病婴幼儿呕吐物及排泄物的处理

1. 操作者佩戴手套、口罩、穿隔离衣。

2. 将含氯消毒粉加入婴幼儿的呕吐物及排泄物中,使有效氯含量达到 10 000 mg/L(相当于 1 L 液体中加入 4 袋含氯消毒粉)。

3. 搅拌后作用 2 小时,倒入化粪池。

(四)便器的特殊消毒

1. 清洁

倒掉已消毒处理的尿液和大便,用便盆刷在流动水下边冲边刷洗。

2. 消毒

配置适量的含有效氯 2 000 mg/L 的消毒液(1 L 水中放 4 片含氯消毒片);

用消毒液浸泡 30 分钟,倒出后冲洗干净,晾干待用。

3. 消毒后放置

将便器放回原位,注意专人专用,避免混用。

四、操作注意事项

如果婴幼儿被诊断为肠道传染疾病,应对床、床上用品、桌椅、玩具、餐具等患病婴幼儿接触过的物品进行彻底消毒,尤其是便盆、马桶。

本章主要参考文献

1. 中华人民共和国国家卫生健康委员会.医疗机构消毒技术规范[Z].2012.

2. 中华人民共和国卫生部.托儿所幼儿园卫生保健工作规范[Z].2012.

3. 人力资源和社会保障部中国就业培训技术指导中心.育婴员(高级)[M].北京:
中国劳动社会保障出版社,2013.

致谢

在系列课程开发过程中，华东师范大学周念丽教授团队、首都儿科研究所关宏岩研究员团队、中国疾病预防控制中心营养与健康所黄建研究员团队、CEEE 团队养育师课程建设项目工作人员为最终成稿付出了巨大的努力和心血，在此致以崇高的敬意和衷心的感谢！北京三一公益基金会、北京陈江和公益基金会、澳门同济慈善会（北京办事处）率先为此系列课程的开发提供了重要和关键的资助，成稿之功离不开三方的大力支持，在此表示诚挚的感谢！也衷心感谢华东师范大学出版社在系列教材出版过程中给予的大力支持和协助！另外，尽管几经修改和打磨，系列教材内容仍然难免挂一漏万，不足之处还请各位读者多多指教，我们之后会持续地修改和完善这套系列教材！

最后，我还想特别感谢一直以来为 CEEE 婴幼儿早期发展研究及系列课程开发提供重要资助和支持的基金会，没有他们的有力支持，我们很难在这个领域潜心深耕这么久，衷心感谢（按照机构拼音的首字母排列）：澳门同济慈善会（北京办事处）、北京亿方公益基金会、北京三一公益基金会、北京陈江和公益基金会、北京情系远山公益基金会、北京观妙公益基金会、戴尔（中国）有限公司、福特基金会、福建省教育援助协会、广达电脑公司、广州市好百年助学慈善基金会、广东省唯品会慈善基金会、郭氏慈善信托、国际影响评估协会、和美酒店管理（上海）有限公司、亨氏食品公司、宏基集团、救助儿童基金会、李谋伟及其家族、联合国儿童基金会、陆逊梯卡（中国）投资有限公司、洛克菲勒基金会、南都公益基金会、农村教育行动计划、瑞银慈善基金会、陕西妇源汇性别发展中心、上海煜盐餐饮管理有限公司、上海胤胜资产管理有限公司、上海市慈善基金会、上海真爱梦想公益基金会、深圳市爱阅公益基金会、世界银行、思特沃克、TAG 家族基金会、同一视界慈善基金会、携程旅游网络技术（上海）有限公司、依视路中国、徐氏家族慈善基金会、亚太经济合作组织、亚太数位机会中心、云南省红十字会、浙江省湖畔魔豆公益基金会、中国儿童少年基金会、中国青少年发展基金会、中山大学中山眼科医院、中华少年儿童慈善救助基金会、中南成长股权投资基金。

本书为陕西师范大学中央高校基本科研业务费专项资金资助（项目号 18SZY1322）。